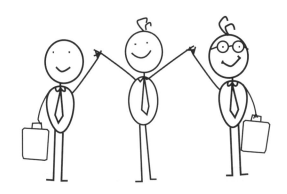

メンタル不調者のための
復職・セルフケア
ガイドブック

櫻澤博文

金剛出版

はじめに

　警察庁統計によると1998年から2011年まで14年間も，年間3万人以上の自死者（著者は「自殺」を「自死」と表記するようにしています）が出ました。「年間3万人」という数字は一日あたり平均80人以上です。この14年間で45万人もの方々が自らの意思でこの世を去っており，この間，尼崎市や長崎市に相当する人口が失われたことになります。そして日本で家族を自死で亡くした遺族は300万人を超えると推計されています。自死の背景にある精神疾患を見てみます。厚生労働省による平成26年10月の「患者調査」では，ある一日，メンタル不調で入院している患者は26.6万人。通院している推定患者数は25.8万人と糖尿病患者の22.2万人や高血圧患者の17.1万人を上回っています。風邪を含めた呼吸器系の疾患は67万人で，肺炎，慢性閉塞性肺疾患，そして喘息に罹っている方を引くと51万人になることからすると，風邪で2回通院する方は年に1回は精神疾患になってもおかしくないといえます。風邪もひどい場合は仕事を休まなければなりませんが，精神疾患の場合も同様です。しかし風邪のように一日二日と，寝て起きてを繰り返し，体調が良くなってくることを感じられる病気と違い，たとえば抑うつ性障碍と診断されるとたいていは「X月Y日より休学・休業が必要」と医師は診断せざるをえません。でもいきなり休学・休業と言われた方は戸惑うことばかりという現実が待っています。何しろ診断書に書かれた休学・休業期間は，最初は1週間や2週間の単位で遠慮していても，治りが悪いのがこれら疾病の特徴ですから，1カ月や2カ月単位に変えざるを得ません。学業には遅れが生じ，個人経営の商店では取引先に迷惑が及びます。勤務者にも「休ませているのに，悪くなっているとはどういうことだ！」「いったい，どんな治療をしているのだ！」といった企業側からの疑問の声が出てきます。

はじめに

　そういうケースでは「職場にどう説明したらよいのか，代わりの人員の確保はどうしたものか」と当人やその上司らは，復帰の見通しが立てられずに困ることになります。
　医師が診断書に「回復したためX月1日から復帰可能」と書いたとします。それを信じて仕事に復帰したとします。ところが，「プリゼンティーズム」といいますが，決まった時刻に登校・出勤できず，登校・出勤できたとしても気力がわかず，傾眠傾向が出たり，早退が続いたりする場合が少なくありません。登校・出勤しても机に突っ伏している状況に病気なのか当人の怠慢なのか，学校や企業側は判断に困ることが生じます。迷った末に復帰したとしても，教師や現場の上司から「ちゃんと判断したのか！」といった疑問の声を受けてしまうと「こちらがどれだけ苦労しているのかわかってもらえないのだな」とやるせない気持ちを感じるはめになってしまいます。このように"こころの病"についてよくわからないままの対応をとってしまうと，その学生や労働者と向き合う期間中，教師や学校関係者，人事労務担当者にとっては悩み続けなくてはならない現実が生じます。
　「そもそも診断書は何だったのか？　医者は何を診ているのか？」と途方にくれるばかりです。
　同じような不安は，休学・休業に至った学生や労働者側も抱えています。風邪のように一日二日と寝て起きて，を繰り返すことで体調が良くなってくるのを感じられる病気と違い，何週間も同じ状況が続くと，「くすりが合っていないのではないか？」とか，「いつまでかかるのだろうか？」とか，「元のように学業や仕事に戻れるのだろうか……？」と，気もそぞろになり焦ってしまいます。そして治りきっていない状態なのに「勉強が遅れると困る」「収入が得られないと困る！」「居場所がなくなるのではないか？」と不安が重なり，無理をおして学校や仕事に戻る方が多数います。
　戻った後も，「遅れを取り戻そう！」「迷惑をかけた分，挽回しなくちゃ！」と無理を重ね，さらに体調を悪化させる場合も少なくありません。無理を重ねた結果，退学や失業に至る場合も多くありましょう。
　警察庁による「平成27年中における自殺の内訳」では自殺の理由の1位は

「健康問題」，2位は「経済・生活問題」で全体の66％を占めています。前述の体調悪化とそれに伴う失業や事業失敗，倒産などが死の背景の多くを占める原因であるものと想像できます。

　なお，休学・休業者についてですが違うパターンも確認されています。近年週刊誌に〈新型うつ〉という記事が報じられたこと，記憶にありませんでしょうか。休業中の収入補償として知られる健康保険法に基づく傷病手当金制度は，支給上限期間が1.5年です。ところが，企業によっては2年も3年も休業が可能な制度が構築されているケースがあるのみならず，その延長されている間も所得補償保険の受給権が与えられている場合もあります。確かに，病気を治すことは労働者にしかできないとはいえ，何度もその行為をしようとする方々が確認されています。むろん，そうなる背景には，何度も診断書を出す精神科医がいるという現実があるのですが，人事労務担当者は医師ではないため，どこまでが病気なのか，どこからが本人の心構えなのか釈然としないまま処理せざるをえないという現実があります。これでは正直者が報われず，企業の成長性にまで悪影響を及ぼさないとも限りません。実際の話ですが，採用担当者と人事労務担当者とが，険悪な間柄になっている企業も確認されています。

　この〈新型うつ〉の増加の背景は，少子化のせいであるとか，核家族化のせいだとか，共働きのせいだとか，ゆとり教育のせいだとか，ネット社会の発達で人対人のコミュニケーションが貧弱になったからだといった諸説があります。しかし犯人探しをしていても，問題は解決できません。

　図1は，そんな現実を如実に現しています。

　現在職場復帰できない休業者の割合が3割を超えている企業が半分もあるという事実が確認されています。そういった事態に対して厚生労働省は平成21年3月に「改訂　心の健康問題により休業した労働者の職場復帰支援の手引き」(以下，**手引き**)を用意しています。しかしながら，「衛生管理者等」や「事業所内産業保健スタッフ」といった専門用語が理解を妨げているだけではなく，こうした専門職が社内にいて対応をとることを前提にしているかのような記載や内容であり，さらには診断書が出されてからの記述は充実し

はじめに

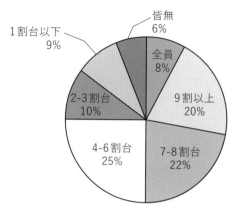

出典：財団法人労務行政研究所　2010年8月31日
「企業におけるメンタルヘルスの実態と対策」

図1　職場に復帰できた休職者の割合

ているものの，休学・休業者発生直後からの対応の仕方についての記載はないに等しいため，その対応に苦慮しているのが現実です。

　上記のような実情がある中，筆者は長年，精神疾患で休業した労働者が確実かつ着実に仕事に復帰できるというプロフェッショナルサービスを数多くの企業で労働者と企業側の双方に対して提供してきました。その背景には「労働衛生コンサルタント」資格を持つ医師という立場があります。「労働衛生コンサルタント」という資格は公平性や公共性がある立場にあることを国家が保証している資格です。従ってここに記載された内容は，公益性に基づいた中立な立場から提案する仕事や学業への復帰方法といえます。本書では，学生，労働者（以下，「要支援者」），家族・同僚・上司（以下，「支援者」）に加え，学校関係者や企業の人事労務担当者が，どのような時にどのようなことを実践したら良いのか，状況に応じた具体的かつ実践的な対応方法をまとめました。加えてメンタル不調や精神疾患を増やさないためには，ストレスを原因とする疾患に"ならない"，"させない"，方法の実践も必要になります。それらも加えた総合的な予防方法についても解説しています。
NHK　視点・論点「自殺対策『生きる支援』強化を」NPOライフリンク代表清水康之2012年04月13日．

目　次

はじめに ───────────────────────── 3

第Ⅰ部　メンタル不調の基礎知識編

第1章　メンタル不調によって現れる症状を理解する ── 13
主な症状と病名，原因
1. 意識障碍 ──────────────────── 13
2. 知的機能の低下 ─────────────── 14
3. 幻覚と妄想 ───────────────── 14
4. 躁・双極性障害 ─────────────── 16
5. 抑うつ ────────────────── 17
6. 不安・パニック障害 ─────────── 18

第2章　心身不調の原因〈ストレス〉について ─── 21

第Ⅱ部　〈うつ〉を"こじらせない"工夫

第3章　メンタル不調者への支援導入 ─────── 25
第4章　休学・休業中の過ごし方 ────────── 35

第5章	睡眠時間が安定してきたら	43
第6章	復帰への準備①	49
	午後からの外出ができるようになってきたら	
第7章	復帰への準備②	57
	午前中からも外出ができるようになってきたら	
第8章	復帰への準備③	71
	模擬登校・模擬出社ができるようになってきたら	
第9章	復帰準備④	87
	復帰可能と主治医から判断されたら	

第Ⅲ部　メンタル不調の予防編

第10章　メンタル疾患に"ならない"工夫 ———— 99
ABC

【本章のねらい】———— 99
1. 朝食（B：Breakfast）摂取，かつ内容は和食中心で ———— 99
2. 魚介類摂取拡大 ———— 100
3. 運動機会確保（A：Aerobics） ———— 101
4. 喫煙（C：Cigarette）からの卒業 ———— 102

第11章　〈うつ〉を"出さない"工夫 ———— 105
DEF

1. 健康診断（E：Examination）後の事後措置の実施 ———— 105
2. 健康診断でわかるメンタルに悪影響が出る病気 ———— 106
   （その1）糖尿病（D：Diabetes）

3. 健康診断でわかるメンタルに悪影響が出る病気 ——— 106
　　　　（その2）メタボリック症候群（いわゆるメタボ）
　　　4. 熟睡確保（F：Fall asleep or stay asleep） ——— 107

第12章　管理職教育の実施 ——— 109
　　3G
　　　1. 管理職による部下の管理力強化（guard） ——— 109
　　　2. 管理職に変化サインを把握してもらいましょう（gauge） ——— 110
　　　3. メンタル不調者の通院支援（guide） ——— 113
　　　4. 食生活の工夫——H—— ——— 118

第13章　ストレス解消に効果のある健康増進支援 ——— 121
　　I
　　【自律訓練法】の紹介 ——— 121

第Ⅳ部　疾患別対応編

第14章　疾患鑑別法と効果的な投薬治療 ——— 131
　　1. 病状を見分けるための質問法 ——— 131
　　　①PIPC（Psychiatry In Primary Care）／②MINI（精神疾患簡易構造化面接法）／③インターナショナル・メディカル株式会社の提供する「Psynary2.0」
　　2. 治療について ——— 138
　　　(1) 休養 ——— 138
　　　(2) 薬物療法 ——— 139
　　　　①睡眠薬／②抗うつ薬／③抗不安薬／④気分安定薬／⑤漢方薬
　　　(3) カウンセリング ——— 149
　　　　①認知行動療法／②グリシン／③対人関係療法
　　　(4) 特定保健用食品 ——— 151
　　　　①γ-アミノ酪酸（GABA）

　　　　（5）マインドフルネス ─────────────────── 151
　　　　（6）減薬プログラムを備えた「卒業医療」が提供されている
　　　　　　「ベスリクリニック」 ───────────────── 152
　　　　（7）「働くことが喜びとなる社会を目指して」という理念を掲げ、「働く人
　　　　　　のこころの支援」を目的に設立された「神田東クリニック」── 153

第15章　発達障碍 ─────────────────────── 157
　　1. 背景 ────────────────────────── 157
　　2. 発達障碍者の特性 ─────────────────── 161
　　3. 発達障碍者への期待 ───────────────── 165
　　4. 企業における支援方法 ──────────────── 165
　　5. 公的支援 ──────────────────────── 172
　　6. 最新研究 ──────────────────────── 175

第16章　不安障碍 ─────────────────────── 179
　　1. 不安障碍とは ────────────────────── 179
　　2. 症状について ────────────────────── 179
　　3. 治療について ────────────────────── 181

　　おわりに ────────────────────────── 185
　　付録　読者特典 ─────────────────────── 189
　　あとがき ────────────────────────── 195

TIPS

緊急時連絡先はアクティブかご確認を──22
生活記録表をつけるメリットとは──32
診断書の精確さについて──42
復職手続きの整備が必要な理由──48
「リワーク」を利用するメリット──56
上手な復帰に対する心構え……ストレスとの上手な付き合い方とは
　──66
模擬出勤や通勤訓練の違いとは──70
同伴通院のメリットとは──118
ストレスチェックとは──127
「辛い」+「−」=「幸い」──155

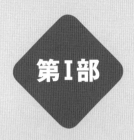

第Ⅰ部

メンタル不調の
基礎知識編

注：著者は「障害」という字句は差別的意味合いが含まれるという立場から，「障碍」と表記します。

メンタル不調によって現れる症状を理解する

主な症状と病名，原因

　最初に，メンタル不調になった際に現れる主な症状の特徴と，それに対する病名や原因に関する基本を記載します。

1．意識障碍

　いつ，どこで，自分や相手が誰なのかが判らない――「見当識障碍」
　さらには日中でも話しかけないと眠り込む――「傾眠傾向」

　これらの症状があると，〈中毒性精神障碍〉または〈症状性精神障碍〉という重い区分がなされます。

- 〈中毒性精神障碍〉とは，覚せい剤，危険ドラッグ等の合成麻薬，アルコールが原因の代表です。最近の脱法（危険）ドラッグによる交通事故は，まさにこの運転中に「傾眠傾向」が出ているケースで，その結果，歩道に車両ごと突入し，痛ましい大事故を引き起こしているのです。
- 〈症状性精神障碍〉とは，からだの病気のダメージが，脳にまで及んだ症状をいいます。
　　腎臓が体にたまった毒物を捨てる機能が失われて起こる「尿毒症」や，体内にたまった毒を分解する肝臓が破壊されておこる「肝不全」の時などに生じます。

対応について:緊急を要するので,一刻も早い入院が必要です。救急車の手配と共に,その後は入院治療に移行しなければなりません。

2. 知的機能の低下

　記憶,計算力,判断力が低下します。これらの症状があると〈脳器質性精神障碍〉という区分がなされます。高齢になって脳がもろくか弱くなることによって生じる「脳萎縮」や脳への栄養を送る血管が詰まってしまうという「脳梗塞」による認知障碍がその代表です。

3. 幻覚と妄想

　<u>実際には無いもの</u>が見えたり聞こえたりすることを「幻覚」といいます。これは五感のすべてで感じられるものです。

「枕元におばあさんが来て手招きしている」	→	幻視
「〈お前はダメなやつだ〉という声が聞こえる」	→	幻聴
「屋根が焼けている匂いがする」	→	幻臭

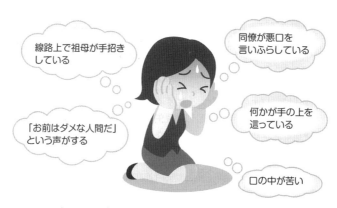

イラスト:ぎょうせいデジタル株式会社

第1章 メンタル不調によって現れる症状を理解する

「何者かが手を掴んでいる」　　　　　→　　幻触
「口の中が苦い」　　　　　　　　　　→　　幻味

- 幻視がある場合には，前述の〈症状性〉〈中毒性〉〈脳器質性〉の精神障碍があると考えて下さい。入院加療が必要になります。
- 幻視以外の幻覚がある場合には，〈妄想性障碍〉や〈統合失調症〉が疑われるため，精神科医の診察が必要になります。

「妄想」とは誤った思い込みです。周りが説得しても訂正できないことが特徴です。

　　「私は高貴な方の隠し子」「自分の行動が全国に報道されている」
　　「悪口をいわれている」（具体的な声が聞こえる場合には「幻聴」ですが，雰囲気を感じる場合には「妄想」です）。

- 周りが違うと説得しても訂正できないため，精神科医に診察してもらいましょう。
- 後述する「うつ病」でも，「生きる価値がない」「お金がない」「死ぬ前

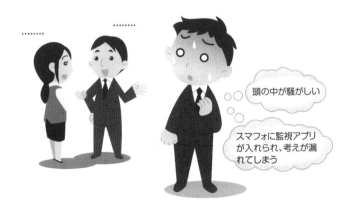

第Ⅰ部　メンタル不調の基礎知識編

かもしれない」といった悲観的な「妄想」が出る場合があります。具体的な対応については後述します。

4. 躁・双極性障害

　普段よりも元気一杯で眠らなくても済むようになり，突き抜けるような感覚を味わえる状態を「躁」といいます。

　次から次へと話題が切り替わりつつおしゃべりがとまらない「多弁」や落ち着かずそわそわする「集中困難」，金遣いが荒くなったり，中には借金をこしらえたり……さらには異性関係が派手になったりします。気持ちも大きくなり，すぐに腹を立てるという「易怒性」が出る場合もあります。人間関係にトラブルが生じやすいのに「躁」状態の時は力がみなぎっているため，本人は「調子が良い」「気分爽快だ！」と，いわば中毒状態になっており，辛さを感じることはありません。従って本人に病気だと認識してもらう行為（「病識」を持たせる努力）は通じず，病識を持ったとしても症状が悪化してくる

★「躁」は通常，「抑うつ」とセットになって表れます。多いのは下記のパターンです。

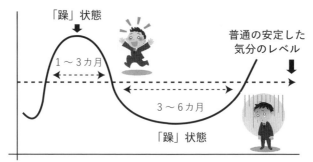

★『双極性障害』は『うつ病』と似たような病状を示しますが，原因は脳波の乱れであり，脳のけいれんである『てんかん』に近いと考えられています。従って，脳波検査が必要になります。きちんと脳波検査をしてくれる精神科医が優れたお医者さんです。

と治療を中断し，周囲に迷惑をかけ続ける事例も多くあります。まるで映画『マスク』の主人公がマスクをかぶった状態を手放したくないと思うようなものです。しかし，調子が良い期間だけが続くわけではありません。その裏では神経が消耗されています。従って，「躁」という山が高ければ高いほど，「抑うつ」という谷も比例して深くなる辛い期間が到来する〈双極性障碍〉になります。「躁」の期間は1〜3カ月に対して「抑うつ」の期間は3〜6カ月と長いため，〈うつ病〉として見逃されている場合が少なくありません。

- 〈双極性障碍〉は〈うつ病〉と似たような病状を示しますが，原因は脳波の乱れであり，脳のけいれんである〈てんかん〉に近いと考えられています。従って，脳波検査が必要になります。
- 脳波検査の結果，使う薬が選択されるので，きちんと脳波検査をしてくれる精神科医にかかりましょう。
- 「躁」状態になると，いわば「**ナチュラルハイ！**」。その気持ちよさという未練を絶ち切らせる指導ができる精神科医こそが優れたお医者さんです。
- 良い医師による指導例のなかで，支援者が真似することができる方法には以下のような例があります。

　　気分の波の高さを患者さん自身によってプラスマイナス10段階で評価できるように指示してください。

　　そして山が低ければ谷もまた浅し……マイナス1程度の「**低め安定**」を目指すように指導してください。

5. 抑うつ

"ゆううつ"，"気分が重い"，"おっくうだ"，"悲しい"という「悲哀感」や，どうでも良いようなことに対して自分を責める材料にするという自責の念がみられるのが特徴です。さらには「**生きていてもしかたがない**」という自死への欲求（「希死念慮」）が生じる場合も少なくありません。これらのこころ

の辛さが出ることなく,頭痛や腹痛,下痢,嘔吐,めまい,手足のしびれ,冷え,脱力感,食欲低下や食欲増進といった身体症状(「自律神経失調」)が中心に現れる人もいます。その場合,「仮面うつ」という病名で呼ばれることもあります。

　以上のように,〈抑うつ性障碍〉は多彩な症状を呈するのが特徴で,人によっては医師の診断でも見過ごされる場合も多くありますので,最悪の場合,自死(本書では,自殺という言葉は使いません)に至ってしまうのです。脳細胞の疲れが一定水準を越した時に出現する脳の病気であり,疲れた脳の場所によってさまざまな症状が出てきます。通常世間では〈うつ病〉と言われています。

　1.～4.の症状を伴わない場合,いわゆるうつ病である〈抑うつ性障碍〉である可能性が高いといえます。一般的に谷の状態だけが3～6カ月続きます。

- 〈抑うつ性障碍〉の恐ろしいところは,本当に自死にまで至ってしまう点にあります。したがって,本人に通院をためらわせてはいけません。また,脳細胞の働きを回復させるための薬が用意されていますので,きちんと服用させましょう。
- 疲れが大脳以外にも及ぶようになると,治療が長引き何年もかかることになってしまいます。したがって脳の疲れを早めに発見することや,さらに日ごろから疲れがたまらない,ためにくい方法を選択することで,抑うつにかかりにくくしたり,かかっても早い段階で回復させることも可能になります(後述;第Ⅱ部にて)。

6. 不安・パニック障害

　一般にいう"不安"と違い,不安になる理由が不明確で,気持ちの面では"落ち着かない","漠然とした不安","いらいらする"といった症状があると共に,人によっては動悸,息苦しさ,胸を締め付けられる感じ,いてもたっ

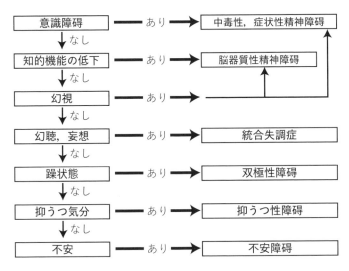

主なメンタル不調の簡単な見分け方　フローチャート

てもいられない焦りを伴う症状が認められる場合が〈不安障碍〉という病気レベルに達した「不安」になります。〈不安障碍〉はいわゆる〈パニック障碍〉であり，神経細胞の疲れが一定水準を超過した時に出てきます。

● 疲れが全身の神経細胞に広範囲に及ぶようになると，治療に何年もかかることになります。したがって抑うつ性障碍と同じように疲れを早めに発見することや，さらには日ごろから疲れがたまらない，ためにくい方法を選択することで，かかりにくくしたり，かかっても早い段階で回復させることも可能になります（後述；175ページ）。

第2章 心身不調の原因〈ストレス〉について

人生には，以下のような心身の不調の原因となるストレス源があります。

表1　心身の不調をきたすきっかけとなる出来事（例）

仕事に関すること	失敗，失注，昇進，降格，転勤，転籍，出向，労働時間の変化，勤務時間帯の変化，海外赴任，単身赴任，ハラスメント，退職，失業，定年
家族に関すること	子どもの進学，子どもの就職，子どもの独立，子どもの結婚，家庭内不和，介護，親戚付き合い，親族とのトラブル，養子縁組
健康に関すること	からだの病気，がん，月経，妊娠，出産，流産，死産，閉経，事故
結婚に関すること	失恋，婚約，結婚，離婚，浮気，不貞
金銭に関すること	ギャンブル，借金，相続問題，税金問題，貧困
状況の変化	引越し，近隣住居の再開発，旅行，企業の統廃合，経済環境
喪失体験	家族の不幸，近親者との死別・離別，病気
その他	詐欺等犯罪の被害，近所付き合いでのトラブル

　生活する中で遭遇する可能性があるものがストレス源になるのです。このように嫌なことや辛いことがあると誰でも落ち込み憂うつな気分になります。それらが脳を疲れさせ，ダメージを与え，ダメージが蓄積し回復不可能なレ

ベルに到達すると，水が0度を過ぎると突然氷になるように，主に〈うつ病〉や〈不安障碍〉というメンタル不調を起こさせます。理由はまだ明白ではありませんが，中には〈双極性障碍〉や〈統合失調症〉を招く場合もあります。

したがって，ここにあるような出来事が続いて起こらないようにする工夫が必要です。そして脳細胞や神経細胞を休ませるために，日々の睡眠や栄養，そしてこころの栄養になる趣味や友人との飲食やカラオケといった楽しい時間を過ごすことで気をまぎらわすように心がけることが，こころの病の発症予防にとって大切な工夫になります。

> **TIPS　緊急時連絡先はアクティブかご確認を**
>
> 　メンタル疾患の治療には，週というよりは月の単位，場合によっては年の単位で数えられるだけの時間を要します。それだけの長丁場，労働者だけを病気と向き合わせるのは酷な話です。いざ，家族に連絡をする段になってはじめて緊急連絡先を確認していなかったり，住所変更があって連絡がつかないケースも多く確認されます。「変更があったら連絡するように」という指示をしていてもです。
>
> 　したがって，「大切なお子様をお預かりしている」という姿勢で，年に1度は，家族に，学生や労働者の状況を報告する意味も込めて，定期的に責任ある立場から学長・社長メッセージや学校・会社へのご希望・ご期待を記載できるアンケートを学校・会社から送付するようにしてみてはいかがでしょうか。きちんとした親御さんなら，しかるべき立場からの手紙には返事を出してくるものです。

参考：宮岡等：内科医のための精神症状の見方と対応．医学書院，1995．

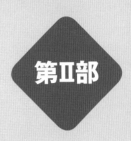
第Ⅱ部

〈うつ〉を
"こじらせない"工夫

第3章 メンタル不調者への支援導入

◆この頃の状態：回復初期
◆所要期間：1〜3週間（あくまで目安）

状況
- インフルエンザに罹って寝込んでいる時のような体の重苦しさ，だるさがある。
- 寝る時間，起きる時間がバラバラ。食欲なく食べても味わえなく砂を噛むよう。
- 寝つけずイライラ。寝ても仕事をはじめとした嫌なことを思い出したり，夢をみたりして熟睡できない。
- 朝になっても寝床から起き上がる力が湧かない。
- ようやく昼過ぎに起きられたとしても新聞，雑誌は見たくもなく，テレビの音や家族からの声掛けさえもうるさく感じられる。
- 何かの拍子に突然ドキドキしたり息苦しくなったり，気が遠のく感じがしたり，めまい／ふらつきを感じたり，頭痛や顔のほてり，冷や汗，手足のしびれ，腹痛，下痢といったさまざまな全身の不調症状が出る（自律神経失調症状といいます）。

> ## メンタル支援の要点
>
> 　メンタル不調者は無理せず，また家族は無理させずに，眠りたい時に寝てもらい，起きたいときに起きてもらい，食べたい時に食べてもらうという，療養生活モードへの変換が重要であることを認識してください。
>
> **どうして，励ましが良くないの**
> 　よく，「がんばれ」とはげましてはいけないと言われます。どうしてでしょうか。その理由と，逆にはげましが必要になる段階について述べます。
> 　一つ目は，本人はそもそも頑張れるだけの気力や体力が枯渇していて，頑張れずに，苦悩を深めるだけだから。二つ目は，「がんばれ」という声掛けが，上から目線であるから。
> 　必要になる段階はおわかりですね。本人の気力や体力が回復してきたら，頑張れるようになれます。それは「生活安定期②」以降です。この頃になるとそれまでと同じように，「ゆっくりしていなさい。寝ていても良いよ」という愛護的な指導は逆効果です。なぜなら，一日寝ていると体力は1％落ちてしまいますし，寝ばかりいると体力は低下し続けてしまいます。そして会社に復帰する際に求められる"カン"も取り戻すことができません。
> 　ここに述べたことを確実に実行するようにしてください。むろん，「急いては事を仕損じる」です。要所要期間にある通り回復には時間がかかります。脳の一番奥にある脳下垂体というところまで，疲れがたまりにたまってしまったからです。したがって患者さんが一歩一歩，段階的に階段を上り続けられるような息の長い対応が必要なのです。

<u>メンタル不調者に提案すると良い支援方法</u>
①通院先の主治医から休学・休業が必要と言われたら
　「休みが必要なくらい，無理して働いていたのだ。そのまま無理をおすと，死んでしまうところだったから，ドクターストップがかかったのだ」と考えてもらい，しっかりと休みをとることを心に刻むのが，この時期の最重要支援です。

「みんなに心配かけたくない」と会社を休もうとせず無理を重ねようとしがちですが，それは「焦燥感」という病気の症状です。休みが必要なのだということをきちんと認識してもらうためにも，主治医から，診断書を出してもらいましょう。そして，診断書には休学・休業が必要な期間を記載してもらいましょう。

②休学・休業期間について

休学・休業期間の希望を主治医から確認されるでしょうが，短めに書いてもらうことは避けましょう。それは，労働者に病状を正確かつ客観的に専門家から診てもらった結果をきちんと認識してもらうだけの意味合いではありません。診断書は発行をお願いする度にお金がかかります（安くて3,000円程度。高いと1万円を超えることもある）ので，最低1カ月単位で書いてもらうようにしましょう。長くなる場合には3カ月単位もありと考えます。

③診断書の取り扱い

診断書は，学校の教務担当者か企業の人事担当者に届けるようにしましょう。ご家族をはじめとした支援者が学校か企業に行ける場合には，校則での休業の取扱い，就業規則での有給休暇の残り日数，社内の病気休暇・療養制度の有無とある場合の内容，健康保険法に基づく傷病手当金の申請方法，休学・休業できる期間の上限を確認したり，十分な支援を引き出すためにも学校の教務担当者やスクールカウンセラー，企業の人事担当者ともよく相談できるように情報交換をしておきましょう。そしてその際には「**主治医の元に赴いてもらい，病状を直接確認してもらっても構わない**」とスクールカウンセラーや人事担当者には伝えておきましょう。

④治療内容について

主治医から服用を指示された薬（以下，処方薬）を飲んでもらうようにしましょう。処方薬を飲んで，眠気やだるさがひどくなったとしても，それは副作用ではありません。風邪薬でも眠気やだるさが来て，実際に寝ると治

ように，自己治癒力／自然治癒力という生命力が回復するサインなのです。

⑤副作用について

　処方薬を飲んで，のどの渇き，腹痛や気持ち悪さ，吐き気，胃のむかつき，便秘がち，尿が出にくい，急な発熱・発疹（おでき）といった症状（治療反応とも言います）が出たときには，遠慮なく主治医に相談するようにメンタル不調者に提案しましょう。支援者が同伴通院の上，伝えることも積極的に肯定します。体裁を慮って，実際には処方薬を飲んでいない事実を言わないなどということは絶対避けるべきだからです（薬代が無駄になるばかりか，治癒が遅くなる）。

⑥療養中の注意事項

イ：「睡眠薬を飲んでも眠れない」という訴えが出たときには，飲むタイミングや時刻が体調にあっていない可能性があります。前日，睡眠薬を使わずに寝つけた時刻より１～２時間前に飲む時刻を変えてみるよう提案してみてください。

ロ：起きている間，休んでいる自分を不甲斐なく思ったり，周りを責めたくなったり，「生きることは辛い」といった話が出たら，その辛い気持ちや苦しい症状をノートに書きだすように提案してください。それと同時に，「主治医にその『治療日記』を見せることが今の仕事だ」と伝え，ノートに書き出し続けるよう指示してみましょう。治療という仕事には，代わりはいません。何よりも大切な仕事といえましょう。

ハ：指示された通りの間隔で通院する中で，「いよいよ死にたくてたまらない」という言葉が確認されたら，ためらわず，予約していなくても同伴通院しましょう。

ニ：メンタル不調者が一人暮らしの場合，ご家族に実家での療養を考えてもらいましょう。

ホ：一人暮らしにもかかわらず，実家での療養が得られなかったり，家族と同居していても周りからの協力が得られなかったり，さらには家族が攻

撃的だとすら感じられる場合には，入院を主治医に希望するよう提案してみましょう。ストレスケア病棟といった名称での入院施設もあります。

⑦療養方法

イ：この時期は，生活リズムが昼夜逆転していてもまったく構いませんし，支援者は，それが普通なのだとご理解下さい。寝たい時に寝て，起きたい時に起きて構わないのです。ただし起きた後はカーテンを開け，日差しの明るさを感じることで心のスイッチを入れると共に，食事を摂ることで，体のスイッチを入れるという習慣をメンタル不調者に意識してもらいましょう。それが体に直接，朝が来たのだというリズムを刻み，安定した回復を遂げさせる基本だからです。なお，仰向け寝より横向き寝の方が，舌根沈下というイビキをかく原因が生じにくいことが知られています。仰向け寝で熟睡感が得られていないと感じている人は横向き寝を試してみる価値はあるでしょう。それ以外には，この時期は献立の内容や時間は本人が食べたい時に食べたいもので構いません。

ロ：メンタル不調者が一人暮らしの場合には，実家での療養が可能な支援をお願いします。抑うつ性障碍において最悪の事態は，本人が苦痛や苦悩から逃れるために，自死という，自ら死を選択してしまうケースがあることです。治療者の届く範囲で療養に専念させてください。では，家族は何をしてあげたら良いのでしょうか。

　前述の『生活記録表』をつける以外には特別なことを提供する必要はありません。

　一緒にご飯を食べたり，不安にさいなまれる夜にそばで寝てもらうだけで，メンタル不調者には心強く感じられ，それが心の支えになっているものなのです。

　（同伴通院時には『生活記録表』を主治医に確認してもらってください）

学校関係者や人事労務担当者に提案すると良い支援方法

①主治医から休学・休業が必要だとの診断書が届く前から，休学・休業前の

勤怠表を元に有給休暇の残りや休学・休業可能な期間を確認・把握すると共に，体調を崩した背景で思い当たることはないものか，同僚，上司，そして家族から情報を収集してもらいましょう。そして健康診断の結果も確認しておきましょう。

②メンタル不調者が会社員や公務員など，仕事を抱えた労働者の場合，管理職から現場での状況や背景が把握できたら，時系列に沿ってA4用紙1〜2枚程度にまとめてもらいましょう。勤怠表も別途，整理しておきましょう。把握する際の資料としては，以下が実施事例です。

以下，貴職の部下における健康への影響を精確に把握するための基礎資料として活用させていただきます。仔細をご回答賜りますよう，お願い致します。

1) 本人の業務状況．対象労働者における残業状況と，発生した場合，その理由について（例；季節変動，人員変化）。

2) 時間外勤務の見込みや残業が発生していた場合，対応していた対策や終了の目処。

3) 職場内の業務に偏りが出ないよう，平準化へ取り組まれているとしたら，その内容について。

4) 職場内の人間関係について。課題があれば，簡単な組織図と共に。

5) 当人の就業状況〈勤怠への影響〉

6) 当人の職務遂行能力や業務進達度，職務への取り組みや熱意について

7) 以下の行動があったら，括弧内に○をつけると共に，その内容の仔細について

- （　　　）身なりや雰囲気の変化
- （　　　）会話量や会話内容の変化
- （　　　）独り言，独り笑い
- （　　　）場にそぐわない言動
- （　　　）対人関係でのトラブル
- （　　　）職場での孤立

③主治医から・休業が必要だという診断書を出された後でも、メンタル不調者の中には「引き継ぎが必要だ」「周りに迷惑をかけるわけにはいかない」「戻る場所がなくなっては困る」といった理由で、仕事を続けようとする人がいる場合もあります。

　確かにある程度の引き継ぎをさせる配慮は、療養に専念してもらうために必要ですが、それはあくまで引き継ぎであって、それほど長い時間をかける必要はありません。1日で済む程度で終える必要があります。何しろ体調や病状を悪化させない支援が必要な状況なのです。

　したがって、就業規則に照らし合わせて、休業命令を出すよう、そしてその旨が書かれた文書（「休業命令書」）を用意してもらいましょう。

④メンタル不調者が会える体調であれば、自宅近くの喫茶店で本人の状況も確認してみましょう。難しければ、家族をはじめとした支援者と③で準備してもらった勤怠表をはじめとした調査した情報をもとに、相談の機会を設けてもらって下さい。その際には残りの有給休暇期間と休業制度の説明を行いながら「休業命令書」を渡すようにしてもらいましょう。

⑤メンタル不調者が都会に一人暮らしをしていて、家族が地方在住の場合には、まずは電話で本人の状況を伝えるとともに、早めに家族にも、同伴通院し、家族の元での療養を提案してもらってください。その際には、会社としても同伴通院可能だと提案してください。

⑥同伴通院できた際には、②の整理した書類（含：健康診断結果）を主治医に渡してもらうと共に、企業の休業制度を説明してもらってください。その際には、主治医に、「会社としては、先生が最善と思う方法を本人に提供してください。長く療養することになろうとも、それが結果的には、治療効果を高め、確実かつ着実な回復につながるものと期待しているからです」と話してもらってください。

⑦本人が一人暮らしの時には、家族の元での療養を主治医にも希望してもらうようにしてください。医師からすると、抑うつ性障碍の治療で要する休業期間は3カ月から半年は普通のことで、長ければ1〜2年の単位になるのも珍しくはないというのが実感です。しかし会社勤めの人には、その間隔

の長さはなかなか理解されません。治療効果を高めるためにも，さらには万が一の最悪の事態を防止するためにも，家族の支援を確保するようにしてください。

> **TIPS　生活記録表をつけるメリットとは**
>
> 　2013年3月10日に山形県の小国（おぐに）では，午前6時20分の気温マイナス3度が，1時間後には18.3度へと，なんと1時間の間に21.3度も気温が上昇したそうです。このように天気や気象は時々刻々と目まぐるしく変化します。でも，日よりは週，週よりは月の単位で天候や気候変動を捉えると，寒い冬もいつの間にか暖かい春になっていることに気づくように，週や月の単位で体調変化をトレンドとして確認する方法があると，段階的に変動の幅が落ち着いたり，日中の活動量に増加が顕れたりと，生活の改善が認識しやすくなります。実際，日々，行動記録をつけることはさまざまな精神科的な専門的治療法（例：森田療法，認知行動療法，社会生活リズム療法，生活臨床）の中で，共通して実施する内容として位置づけられています。

> **役に立つ豆知識**
>
> ## 病気やケガで会社を休んだときに受けられる「傷病手当金」
>
> 　傷病手当金は，健康保険の加入者が業務外の病気やケガのために会社を休み，会社から十分な給与が受けられない場合に，加入している健康保険から支給されます。
> 　以下は「全国健康保険協会（略称：協会けんぽ）」のHPからの抜粋です。
>
> ### 支給される条件
> 1. 業務外の理由による病気やケガの療養のための休業であること
> 2. 仕事に就くことができないこと
> 3. 連続する3日間を含み4日以上仕事に就けなかったこと
> 4. 休業した期間について給与の支払いがないこと
>
> ### 支給される期間
> 　傷病手当金の支給期間は，支給開始した日から数えて最長1年6カ月です。これは，合計して1年6カ月分の支給がなされるということではなく，支給開始した日から1年6カ月経過するまでの間だけということです。その期間のうち，仕事に復帰した期間があり，その後再び同じ病気やケガにより仕事に就けなくなった場合でも，復帰期間も1年6カ月に算入されます。支給開始後1年6カ月を超えた場合は，仕事に就くことができない場合であっても，傷病手当金は支給されません。
> 　仕事に就くことができない場合であっても，傷病手当金は支給されません。
>
>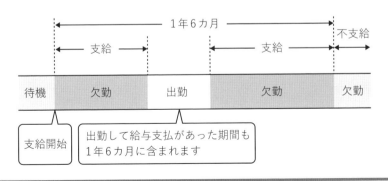

支給される傷病手当金の額

　傷病手当金は，1日につき健康保険の標準報酬日額の3分の2に相当する額が支給されます。標準報酬日額は，標準報酬月額の30分の1に相当する額です。給与の支払があって，その給与が傷病手当金の額より少ない場合は，傷病手当金と給与の差額が支給されます。

※健康保険組合に加入している方は支給の内容が異なる場合があります。ご加入の健康保険組合や勤務先の人事担当者にご確認ください。

第4章 休学・休業中の過ごし方

◆この頃の状態：生活安定期①
◆所要期間：2～3週間（累計：3～6週間。約1カ月前後）

状況
- 寝る時間，起きる時間が一定化してくる。食欲も出てくる。
- 寝られることで落ち着きを取り戻してくる。
- テレビがついていたら，何となく見られる。
- 早ければ，くすりの効果がみえはじめる人もいるが，仕事や辛い出来事を思い出すと，まだ突然ドキドキしたり息苦しくなったり，気が遠のく感じがしたり，めまい／ふらつきを感じたり，頭痛や顔のほてり，冷や汗，手足のしびれ，腹痛，下痢といったいろいろな体の不調症状が出てしまう。
- 同居家族以外，誰とも会いたくない。
- インフルエンザに罹って寝込んでいるような体の重さ，だるさがまだある。

メンタル支援の要点

①主治医から言われているように，定期的に通院や服薬を続けさせましょう。週に一度の通院が望ましいです。

②くすりの効果があらわれるのは，早くて2週間。だいたい1カ月経過してからです。

　世の中便利な時代で，いろいろな情報がネットを通じて世界中から集められます。中には，出されているくすりに対して不安を与える情報源もあります。それを鵜呑みにしてしまい，また，よくなったからといって，自己判断で飲む量を減らしたり，さらにはやめてしまう方もいます。

＊くすりの調整で迷ったら，「**減らしたい……なぜなら○○○だから**」という○○○に入る心配事と共に，きちんと主治医に伝えるよう支援されて下さい。そして，減らしてもらうためには，客観的な理由が必要です。その有力な一つが『生活記録表』に記載されている事実です。それをもとに判断してもらうよう支援を受けてください。

③この時期が一番，自死リスクが高くなります。あまりにも辛いと，死ぬことさえもおっくうなので自死すらできません。でも，回復してくると，自死する力が出てくるので危険になるのです。本当によくなるのか，不安を感じるようになります。けれども，それまでに感じていた不安が，息苦しくて心臓が止まってしまうのではないかといった根拠に基づかない不安だったのに比べるとどうなのか確認してみましょう。本人にとって不安の内容が具体的になってきているはずです。思考力が回復してきていると理解できます。ちなみに本書には，これまで数えきれないほどの復職支援を実際に提供し，職場復帰へと導いてきたノウハウが凝集されています。最初は効果が目に見えない場合でも，時間の経過とともに，「**そんな時期もそういえばあった**」と思い起こしてもらえる日が来るものです。

メンタル不調者に指示すると良い支援方法
①食事内容
　食生活を今や世界的な健康食と言われている和食を中心にさせてください。食べられる量は少なくても構いません。代わりに米は胚芽米を混ぜたりとかゴマを振るとか，味噌汁は煮干しや鰹と昆布の出汁にするといった工夫を加えさせてみてください。これらの工夫によって，神経細胞の回復力が高まってきます。

　胚芽米やゴマで微量の栄養素を補給することができます。煮干しや鰹と昆布の出汁を飲むと，神経細胞の栄養成分になるEPA（イコサペンタノン酸）やDHA（デキサヘキサノン酸）が補給可能です。

②『生活リズム立て直し法』
　寝ている時間が8時間程度になり，寝る時間と起きる時間が，前後して1時間の幅に落ち着いてきたら，主治医に以下の項目の（ロ）以降を開始して良いのか確認を取らせてください。医師の許可が出たら開始してもらいましょう。

＊『生活リズム立て直し法』とは，「睡眠衛生教育」と「社会生活リズム療法」という，それぞれ確立された効果が認められた治療法のうち，各々の"いいとこ取り"をした健康度改善方法です。精神疾患に罹っていない方も，熟睡を得ることが可能です。

イ：夕食
　寝る時刻の3時間前までに済ませ，それ以降はコーヒーやさらに多くのカフェインを含む緑茶は飲まないようにしましょう。

　また，「ブルーライト」という，覚醒効果が危惧されている液晶テレビ，PCモニター，スマートフォンも夜21時以降は極力使わないようにしてもらいましょう。特にテレビは，脳神経を興奮させてしまう内容が，不用意に放映されることがありますし，パソコンやスマートフォンを通じた情報処理は，案外脳細胞を興奮させてしまい，寝付きを悪くさせてしまう効果があります。

ロ：入浴

　お風呂のお湯はぬるめに設定し，お風呂にはゆっくりとつかるよう心掛けてもらいましょう。

ハ：寝室

　空調や除湿機で快適な温湿度になるように調整しておきましょう。照明器具も，白熱球のような暖色系にするとよいでしょう。

ニ：入眠の工夫

　この時期は特に，次から次へと辛かった出来事が思い浮かんで寝付きが妨げられることが続くものです。その時には『治療日記』をつけてみるよう指示しましょう。辛いことが頭に思い浮かばなくなるまでです。
　そして，<u>布団に入るのは，いよいよ眠くなってから</u>という工夫をお願いします。眠くない状態で布団に入ると，**「条件不眠」**と言いますが，本能が目覚めてしまい，寝付けなくなります。

ホ：熟睡の工夫

　眠れないときには，いったん布団から出て，寝付けるまで待つようにしてもらいましょう。そして，『治療日記』に，寝付けなくて辛いことを追記してもらうよう提案してください。

ヘ：通院時の配慮

　不眠が続く場合には，どうしたらよいのか，『治療日記』を示しながら主治医に相談してみましょう。

ト：起床

　起きる時刻をこの頃は決めるよう意識してもらいましょう。今朝まで無理なく起きることができていた時刻です。

チ：起床時の工夫

明朝，起きる時刻になったら，必ず布団から離れさせましょう〈鉄則〉。その点，和室の方が布団を片付けやすいという利点があります。

リ：日光を意識する

起きたら，カーテンやブラインドを上げ，15分程度は，朝が来たのだということを意識してもらうようにしましょう。新聞受けに新聞を取りにいってもらったり，庭に出てもらったりしてもらうのもよいでしょう。

ヌ：朝食

起きた後に摂る朝食の量を，たとえばおにぎり一つは食べられるようにしていきましょう。パンと違い，長い時間，脳細胞に栄養を補給し続ける効果があるので，イライラする気持ちが出にくくなります。また，味噌汁や納豆で胚芽成分を摂ることも，GABA（γアミノ酪酸）やγオリザノールという神経の栄養因子を補給する効果があるのでお勧めです。

ル：日中の過ごし方

日中は好きなことをしてもらうように心掛けて下さい。「食う，寝る，遊ぶ」という回復の三元素の補給が可能になっていきます。

ヲ：とっておきの工夫

ここで大変大事な内容を書きます。メンタル不調者にとってのその日の晩は，「明日は今日より5分早く起きる」と決めて，かつ，5分，夕食以降，切り上げて過ごすようにしてもらいましょう。

ワ：繰り返し

以降，午後22時入眠，午前6時起床の8時間睡眠をゴールに，これまでのイ〜ヲの繰り返しを実施してもらうように支援しましょう。

学校関係者や人事労務担当者に提案すると良い支援方法

①診断書確認：休学・休業期間中，期間の切れ目が出ないよう診断書が提出されるのかどうかを確認しましょう。

②手続き確認：傷病手当金の申請書や主治医からの証明が得られているのか，手続きが実施されているのかを確認しましょう。

③状況確認：給与明細が出るタイミングが好ましいです。月に一度は人事労務担当者は労働者かご家族と会う機会を設けて，状況を確認しあいましょう。学校関係者の場合や実家に帰省して休んでいる場合には，電話で状況を確認しましょう。

④休復職制度整備状況確認：復職手続きが整備されていたらよいのですが，整備されていなければ整備する良い機会です。

依頼先候補として，身近な順に記載します。

イ：社会保険労務士。給与計算や社会保険手続きを企業から依頼されている職業です。

ロ：都道府県毎に設置されている『産業保健総合支援センター（http://www.rofuku.go.jp/shisetsu/tabid/578/Default.aspx）』無料で相談に応じてくれます。電話やEM，そして専門家による直接相談も可能です。ただ，無料であるがゆえに，また多数の人々に対応していますので，細かい点までの対応は望めません。

ハ：復職支援に長けた医師の支援を得る。『プロフェッショナル産業医サービス』（http://pro-sangyoui.com/）が一例です。

⑤上記④で挙げた各種相談先は，ある程度の雛形を示してくれます。しかしあくまでも外部アドバイザーであり，相談される前は，休学・休業者がどういう状況になった場合と，誰が復帰可能だと認めたら復帰させてよいの

か，事前に社内で検討しておいてください。

- 主治医だけの診断書でよいのか。
- 企業側の状況を踏まえて判断してくれる「産業医」という立場の医師を確保してあるのであれば，その医師にお願いするのか。
- 産業医がいない場合，メンタルヘルスに明るい独立した医師の意見を確認したいのか。
- さらには「リワーク」という専門家による仕事への復帰支援プログラムを経る支援も求めるのか。

⑥本書において復帰できる状況とは以下のような状況を示しています。
イ：休学・休業者労働者が，本文中に記載された内容をこなした末，復帰したいという意欲を自然に持てるようになる。それは焦燥感や金銭的緊迫感によるものではありません。
ロ：休学・休業前の業務に，所定労働時間の勤務が可能との判断を主治医に加え学校医・産業医または復職支援に長けた医師（産業医等）が認めます。

> **TIPS** 診断書の精確さについて
>
> 　主治医の中には,「隔日勤務や半日勤務なら就労可能」という軽減勤務を求めて来る場合があります。回復レベルは本書での「復職準備期①」に相応し,そのような場合の回復度合はよく3割程度です。3割の回復レベルに対し,いくら軽減勤務で負担を軽くしても,仕事をしながらの回復レベルを好転させることは困難です。そのような場合には,半日勤務がズルズルと半年続くことも稀ではありません。そうなると,復職判定そのものの是非まで問われてしまいます。主治医からの判断は,それが診断書に書かれていた場合であっても主治医としての本人の気持ちの安定化を尊重した判断と意見でしかありませんので強制力は伴いません。逆に,その判断に従って復職させた場合,その後何らかの支障や損害が生じた場合の責任は企業側が負う必要が生じます(安全配慮義務)。
> 　復職のハードルを下げると,円滑な復帰に繋がりやすいのが事実ですが,一定レベルの回復があってこそ,順調な職場復帰につながる原則を忘れてはいけません。したがって「手引き」には,以下の記載があります。
> 　「主治医による診断は,日常生活における病状の回復程度によって職場復帰の可能性を判断していることが多く,必ずしも職場で求められる業務遂行能力まで回復しているとの判断とは限りません。このため,主治医の判断と職場で必要とされる業務遂行能力の内容等について,産業医等が精査した上で採るべき対応を判断し,意見を述べることが重要です」
>
> ☆本書には,科学的根拠があり,かつその有効性が示されいたリワーク方法を最低限ではありますが記載しております。本文中に記載されている内容は最低でも実施するよう労働者や企業側に指示してください。さらに専門家による2週間〜3カ月程度の専門的プログラムで構成された「リワーク」を経ると,病気に対する理解の深まりや複数のセルフケア方法を習得できることから,よりスムーズな職場復帰と,復帰後の安定した就労が可能になります。

第5章 睡眠時間が安定してきたら

◆この頃の状態：生活安定期②
◆所要期間：2〜3週間（累計：5〜9週間　約2カ月前後）

状況
- 睡眠リズムが安定してくる。日中は起きていられるようになる。
- テレビや新聞を見られるようになる。
- 近所に散歩に出かけられる。
- ただ，この頃はまだ完全に治った状態（完全寛解）ではなく，取り戻そうと無理をすると体調を崩してしまう（最近まで外出もままならない位の体調だったわけです）。
- 近所の人とはまだ顔をあわせたくない。
- 電話なら，同居以外の親族との応対ができる場合がある。

メンタル支援の要点

①服薬が継続されているのか,もしくは,余計に飲んでいないのか,確認を続けてください。

　「体調が良くなった」とメンタル不調者が述べたとしても,それは休学・休業によって,ストレスを遠ざけているからであって,本質からの改善はまだ先です。したがって服薬内容や量を勝手に変更していたり,変更したのに主治医には飲んでいるとウソをついたりすると,これまで培った体調が崩れてしまいますので,絶対にさせないでください。

②①を防止させるためにもこの頃からは,「生活記録表」は本人につけさせ始めてください。

　本当のことを隠しての記載は,メンタル不調者自身だけではなく,主治医までだますことにつながることになり,病気を悪化させる危険性が高まりますので,記載内容はメンタル不調者に忘れずに確認し続けて下さい。

③食事内容は,世界的にも健康食と言われている和食中心を実践してください。
　量は少なくても構いません。米は胚芽米を混ぜるとかゴマを振るとか,味噌汁は煮干しや鰹節と昆布出汁にするといった工夫を加えてみてください。

メンタル不調者に指示すると良い支援方法

①継続加療の確認

　体調が良くなったからといって,勝手に服薬内容や量を変更させずに,通院加療を続けさせましょう。

②辛い気持ちへの対処方法紹介

　この頃は,辛い出来事が次々と思い出される時期です。それは,悪いことではなく,活動が停止していたり,切れて傷ついていた神経細胞や神経線維がつながり始めたのです。かつ,つながり始めるのは痛みを感じる神経の方が先です。したがって,辛さや苦しさという感覚や思いが先に思い出されてきます。

そして，辛さや苦しみが出てきたら，それらは『治療日記』や『生活記録表』，さらには裏面に記録するよう提案しましょう。

日々，その日の体調，心の状態，熟睡度，食欲といった項目について，一番良い時をプラス10。一番悪い時はマイナス10で記録し始めてもらうと良いでしょう。

③通院前日の工夫

主治医から指示された心の状態を調べる尺度を実施し，その点数を『生活記録表』にもつけているか，確認してみましょう。指示がなければ無料でできる『簡易抑うつ症状尺度（QIDS-J）』(https://www.cbtjp.net/qidsj/) がありますので実施し，その点数を『生活記録表』に記載しておくと共に，主治医に報告してもらいましょう。

④『生活リズム立て直し法』の継続実施

これまで実施してもらってきた『生活リズム立て直し法』は継続させましょう。この頃は午後19時台までには食事を済ませ，20時以降はテレビ，パソコン，スマートフォンは使用しないようにし，22時就寝→午前6時起床→朝日浴→朝食摂取，という体力の維持増進の基盤を強固にできる頃です。富士山は裾野が広いからこそ，高い頂がそびえたつように，ものごとは基盤がしっかりしているからこそ安定感が違ってきます。

⑤朝食の工夫

ご飯，味噌汁，納豆か豆腐，または焼き鮭が食べられるようになることを目指してもらいましょう。パンだと脂肪を1割，余計に摂取することになってしまいますし，脂肪を多くとっていると，神経の働きが鈍り，治療に逆効果といえます。料理・調理することも，集中力や注意力を養成するのに役立ちます。むろん，おいしく作ることができると，やる気も湧きやすくなります。

⑥運動について

　散歩など出歩く気力がわかない日や天候が悪い日でも，家の中で，ストレッチやラジオ体操を始めてもらいましょう。辛い中でもめげずに「**自分はこれだけやったのだ！**」という挑戦心が，後々，自信につながります。ちなみに「自信」とは，自分という人の言葉と書きます。『生活記録表』をつけることも，自信につながる背景には，こういう意味があるのです。

⑦自律訓練法

　121～127ページで紹介する「自律訓練法」という方法の実践を始めてもらいましょう。緊張を解したり，寝付けない時に眠りやすくコントロールできるようになります。

⑧『社会機能回復訓練』

　『生活リズム立て直し法』で外出したいという意欲が戻ってきたら，この方法の出番です。

イ：出歩ける気力が戻ってきたら，1週間，まずは新聞や郵便をとり始めましょう（行動療法に基づいた支援方法の開始です）。
ロ：イが簡単にできるようになったら，次は歩いて10分程度にあるコンビニなどに通ってもらってみてください。
ハ：コンビニに1週間，通い続けられるようになったら，歩いて20分程の距離（1キロ程度以内）にある本屋やスーパーに，読みたい本や食べたい食料を買いに，二,三日に一度外出してもらいましょう。
ニ：ハが疲れずに，かつ1週間，連続してできるようになったら，毎日出かけることを実践してもらいましょう。
ホ：毎日できるようになって1週間程度経過したら，歩いてたどり着ける外出先の距離を，延ばしてもらいましょう。その際に大切なのは，距離を一気に延ばさせないことです。できそうだと思える距離の半分位でとどめさせましょう。なぜなら，大切なのは，無理をするのではなく，自然に

継続できるようになることです。無理なことをするのではなく，それまでできていたことを取り戻すだけですから，できないはずはありません。仮にできなくても，それは病気のせいなのです。つまりは本人にそのうち体力が戻り元気になったら，遠くまで外出できるようになるのです。

⑨改善効果

この頃は，これまでのように，100点満点ありきの減点法ではなく，0点や，さらにはマイナスからのスタートでも，続けていれば，加算法の末，自分を良い方向に導けるということがわかってくるでしょう。これは，「認知行動療法」という専門的な治療法の応用です。

学校関係者や人事労務担当者に提案すると良い支援方法

①引き続き，前項の①診断書確認，②手続き確認，③状況確認を継続させてください。復帰するまで続きます（以後省略）。

②復職手続きが整備されているか，状況を確認してもらって下さい。

③「働かせてみなければ本当に復帰が可能なのかわからない」と思われるのは無理もありません。だからといって復職支援をせずに解雇することも，一方，中途半端な状況で復職を認めることも，会社に訴訟リスクが生じます。後者は，業務に耐えられない場合には，耐えられるような支援を提供しなかったという病状悪化の責任を追及される場合があるからです。したがって，整備に手をつけていない場合には，35ページからの「第4章　休学・休業中の過ごし方」の【学校関係者や人事労務担当者に提案すると良い支援方法】④以降を再度，参照するよう提案しましょう。

第Ⅱ部 〈うつ〉を"こじらせない"工夫

> **TIPS** 復職手続きの整備が必要な理由
>
> 　復職手続きを整備することは，〈枠組みつくり〉と言いますが，客観的かつ合理的で社会性あるルールに沿った対応を企業側も，そして労働者側も協同してとることが治療効果を上げることに繋がります。一番まずい対応は，中途半端な対応を執ることです。何しろ治りきっていない中途半端な段階でも主治医は診断書に，"復帰可能"と記載してくる場合が多くあります。体調が芳しくないのに仕事をすることは，当人にとっては大変辛いものです。かつ，「後戻りできない」と，無理を重ねてしまいます。治っていない以上，周囲の期待に応えることはその後に難しい現実が待っています。簡単な業務しかこなせなくなるため評価にまで悪影響が波及してしまいます。当人への悪い評価が会社内で一旦出来てしまうと，挽回には相当な時間が必要となりますし，当人の将来にも悪い影を落としてしまいます。このような非合理的で透明性がない対応，主治医が，メンタル不調者側からしか職場の状況を確認できなかった場合や，診察時に，メンタル不調者側の言葉からしか状況を把握しなかった場合に多く生じているようです。本書は，復職が失敗する可能性を極力回避するための内容で構成されているものの，その確率をゼロにはできません。そこで同伴通院をお勧めし，かつ客観的に状況を把握可能な『生活記録表』や後述の『体調管理表』等への記載を提案しています。

第6章 復帰への準備①

午後からの外出ができるようになってきたら

◆この頃の状態：復帰準備期①
◆所要期間：3〜4週間（累計：8〜13週間……約2〜3カ月）

状況
- 午後中心だが外出が可能になる。
- テレビや新聞を見られるようになる。
- 外出する距離や時間を一気に延伸すると，体力の回復が伴っていないため体調を崩してしまう。
- 中には，躁状態になることもある。
- 趣味を再開することができる。
- 学校や職場からの電話に対応できるが，少し疲れを感じる。
- 自室の片づけや掃除ならできる。
- 近所の人に会った際，隠れたり，避けることなく挨拶ができるようになる。

第Ⅱ部　〈うつ〉を"こじらせない"工夫

> **メンタル支援の要点：躁転への対応**
>
> 「抑うつ性障碍」で治療を受けている場合に心配しておいた方がよいことがあります。それは体調が突然よくなった場合です。体調が良くなるのに，なぜ心配しないといけないのか，不思議に思われるでしょう。なぜなら急によくなる場合には，以下の見逃してはいけない二つの可能性があり，精神科医でも見逃している場合が少なからずあるからなのです。
>
> イ：本当の「抑うつ性障碍」ではなく，より軽い（「適応障碍」）で済んでいた場合。
> ロ：躁状態を伴う躁うつ病（「双極性障碍」）だった場合。
>
> イなら，引き続き，この本に沿った対応を続けてもらえばよく，想定より早めに職場復帰も可能になりますから，めでたし，めでたし，なのですが，ロなら，単なる〈うつ病〉とは異なる病気であり，治療法も違います。
>
> <u>治療法を変えてもらうには，主治医にも認識を改めてもらう必要性があります。</u>その時に有用なのが，本人がつけている『生活記録表』です。マイナス評価がついていたのが，睡眠時間が短くなっているにもかかわらず，気分，体調にプラス評価がついている場合が要注意です。
>
> 以上より，『生活記録表』の確認は続けて下さい。それと共に，主治医の元への同伴通院は，おっくうがらずに継続するよう企業側に伝えてください。

メンタル不調者に指示すると良い支援方法
①体調確認

体調の変化をより細かく確認してもらうようにしましょう。「精度を高めよう」と提案してみてください。『生活記録表』についても，一日単位ではなく，時間単位で調子を確認しても良いと考えます。

②治療内容の確認

イ：体調が良くなったからといって，勝手に服薬内容や量を変更させずに，通院加療を続けさせましょう。

ロ：この頃，主治医の中には，"状況が良いから"との理由で，それまで週に一度の診察間隔を，2週間に一度へと延伸する場合があります。2週間に一度になったからといって，診察時に2倍の時間をかけて診察や対応してくれるところはあるのかもしれませんが，私は経験しておりません。病状の見落としや確認不足が生じないために，『生活記録表』には特に困難なことを詳しく記載するように心がけてもらうと共に，主治医にきちんと確認してもらいましょう。同伴通院をしなくなっている場合もあるでしょうが，2カ月に一度は同伴通院を企業側に実行してもらいたいものです。

③『躁転』の確認と把握

この頃，以下の症状がみられたら，『躁転』といいます。

- **自分の存在を大きく，爽快に感じている。**
- **どんどんアイデアが湧いてきて止まらない**といった発言が出る。
- 怒り易くなる（易怒性）。
- しゃべり続けている。
- **眠る必要性がないように感じる**といい，実際夜遅くまで起きて活動している。
- 気持ちが突っ走るような，つき抜けるようなハイテンションさを感じている。

<u>以上のような症状が感じられたときには，治療薬や治療方針の変更が必要になる場合がありますので，すぐ主治医に相談しましょう。</u>

④『社会機能回復訓練』の第二幕

　これまで実行してもらっている『社会機能回復訓練』は継続してもらうと共に，以下の方法でグレードアップが可能になるので提案してみましょう。

イ：外出距離の延伸

　1週間単位で，外出する距離を延伸するよう提案しましょう。歩いて1時間の距離まで外出できるようになったら，それは往復で8キロは歩行できるだけの体力と自信が回復したことを意味します。結構な運動量です。

ロ：運動の効果実感

　運動には，軽すぎもせず，重すぎもしない中等度の抑うつ性障碍の治療においては，抗うつ薬と同程度の治療効果を認めた研究結果もあります。さらには，再発防止効果は抗うつ薬より高いことが示されていました。運動をすると気分がスッキリし，シャワーを浴びると心身ともにサッパリして，その後ぐっすりと眠れた経験がみなさんもあると思います。

　ぐっすりと眠ることが治療効果を促すのです。また，運動すると体の最小構成単位である細胞の一つ一つの性能が回復してきます。したがって継続して運動を続けていると，疲れにくくなるのです。それは，以前は耐えられなかった負荷に対して，楽に耐えられるようになったという，耐力や抵抗力がついたことを示します。

ハ：外出開始時刻の前倒し

　片道1時間，続けて出歩けるまでに体力が向上してきたら，次は外出の時刻を午前側に，週に1時間ずつ前倒ししてもらいましょう。ゴールは8時出発です。

ニ：不安への対処方法を学んでもらう

　この頃は，外出できる分，仕事をしている方をみると，辛い気持ちが湧きあがったり，不安が背景にあるさまざまな体調面での不調がぶり返したりすることがあります。それらが出たら『治療日記』に記載してもらうよう提案

してください。と同時に外出がどれだけの時間続いたのか，観察するようにしてみてください。

　胸が締め付けられて，死にそうな思いで表せられる「不安発作」も，発作の最中は，**永久に続いて本当に死んでしまうのではないか**と思うくらい，苦しい思いをしますが，ストップウォッチで計測してみると，実際の時間は15分程度と短いことが確認できます。それと共に，時間が客観的に把握されることで，「永久に続くのではないか?!」との不安な気持ちに整理をつけさせることが可能になり，メンタル不調者に安心感を与えるようになります。

学校関係者や人事労務担当者に提案すると良い支援

①学校や企業が定めてある復帰への手続きについて学生や労働者本人，そのご家族，さらには同伴通院の上主治医にも説明してもらってください。

②その際には，どういう状況になったのか，どういう書類を用意したらよいのかの供覧と誰が認めたら復職してよいのかも示すよう伝えましょう。

- 主治医だけの診断書でよいのか。
- 企業側の状況を踏まえて判断してくれる，産業医等の意見も確認するのか，
- それとも，「リワーク」という専門家による仕事への復帰支援プログラムを経てくる必要があるのか。

③復帰支援の目的は，学業や仕事へ戻るためにあるのではなく，学校や仕事へ戻った後も継続して学業や仕事をし続けられるという，つまりは「学力維持」または「労働力維持」にあります。そのために，この頃からは以下の『体調管理表』記載を提案しましょう。

　この頃，企業側から指示してもらうと良いものに以下の『体調管理表』記載があります。学生の場合もより簡単な内容で構わないので，記載を開始すると良いでしょう。

体調管理表（記載例）

X年Y月／Z日（月）						QIDS-J：3点	
日中の活動	9:30	妻を送っていく。					
	10:00	部屋の掃除，Yシャツのアイロン掛け。					
	11:30	GOLFレンジで，打放し。2時間ほど練習。その後カフェで昼食。					
	15:00	食材購入にスーパーへ。料理素材運びで「スロートレーニング」も両立。					
	17:00	調理。料理が頭のトレーニングになる事，実感。					
	18:00	夕食					
	19:00	犬の散歩					
	20:30	風呂					
	21:30	家族と団欒。支援してくれる家族の大切さを実感					
睡眠	起床	6:00	中途覚醒	なし	寝つきのよさ		88/100点
	就寝	22:00	目覚めの良さ	75/100点	日中の眠気		皆無
食事	食欲	十分あり　運動後お腹がぺこぺこになりたくさん食べた					
	朝	鶏肉の煮込み＋ご飯（胚芽米），納豆					
	昼	より脂肪の少ないB定食選択　脳によいというバナナがついていた					
	夕	ご飯，味噌汁，焼き魚					
運動	犬の散歩1時間　それに買出し時のエクササイズ？						
体調	87	快適この上ない。リワークが順調なのも調子のよさの原因か。					
気分	90	上々。復帰後の不安もまるでなし。					
総合	90	出来なかった包丁捌きも我ながらみごとになり，料理できるようになった事で，自信がついた。これで定年後もぬれ落ち葉といわれなくてすむかも。					
[コメント]：家族／主治医	決められた時刻に起きられたり，寝られたりできるようになり，安心しています。						

『生活記録表』と『体調管理表』の大きな違いは，日常生活が安定しているのは当然としたうえで，治療の上，就労し続けられるようにするにはどうしたらよいのか，どうしているのか，「日報」のように振り返りながら，上手に周囲の支援が引き出せるような構成になっている点にあります。
　ちなみに，この例を記載した方は復帰成功者でかつ，この『体調管理表』の制作者でもあります。

　★この段階で注意することがあります。主治医から復職に向けた話が出た場合です。
　その際には，「**リワーク**」という専門家による仕事への復帰支援プログラムの利用が可能なのかの主治医への確認と，利用できない場合には，独立行政法人　高齢・障碍・休業者雇用支援機構の「職場復帰支援（リワーク支援）」プログラム（利用者例：https://www.jeed.or.jp/disability/person/om5ru800000008j6-att/om5ru800000008my.pdf）を利用してよいのか，確認してもらってください。

TIPS 「リワーク」を利用するメリット

「リワーク」とは，職場復帰（return to work）のことで，高齢・障碍・休業者雇用支援機構や地方自治体，そして中にはクリニックに施設が併設されている場合があります。リワークプログラムを提供している医療機関の集まりである「うつ病リワーク研究会」(http://utsu-rework.org/) も組織されています。リワークプログラムでは，毎朝，決まった場所，決まった時刻までに通うことによる通勤訓練や，職業能力回復訓練，うつ病の再発予防教育プログラムなどが行われます。卓球などの運動を通じた体力回復，今後も出会うであろう困難な状況に遭遇した際に，柔軟に対応する考えや方法の獲得，そして久しぶりの集団生活になじませやすい方法の修得が組まれていたりします。

風邪で1週間，休んでいた後，仕事に戻る場合でも，いわゆる仕事のカンを取り戻すのに思いのほか時間を要します。それが〈うつ〉で，数カ月も休んでいた場合，簡単に仕事に戻れないこと，想像は容易でしょう。本書には，普通のメンタルクリニックの外来診察時間において提供される復帰支援方法以上の，専門書に記載がなされた，体力回復法とストレス耐性向上法を平易な文章にて記述しなおした内容が紹介されています。しかしながら専門的内容を平易に改める中で落とされた内容もあり，結果として限界があります。そんな中，「リワーク」施設に通うと，同じように病気と闘っている，いわば"戦友"を見つけることが可能です。そして患者会を通じて施設を卒業した"先輩"の姿をみたり話を聴いたりすると，じぶんにはできないと思っていた課題も徐々にできるようになる実際から，借り物ではない本物の自身を深めることが可能になります。通っていた方がこう述べていました。「**最初は自分が先輩の話を聴く番だった。しかし今は，経験者として仕事に戻り続けられていることを話す立場になったということは感無量だ**」と……。

第7章 復帰への準備②
午前中からも外出ができるようになってきたら

- ◆この頃の状態：復帰準備期②
- ◆所要期間：3～4週間（累計 11～17週間……約3～4カ月）

状況
- 午前からも外出が可能になる。
- テレビ視聴に加え，新聞・雑誌を最後まで読むような集中力や理解力が戻ってくる。
- 短文だが，与えられたテーマでの文書作成やメールへの返事が書ける。
- 復帰に向けての準備もできるようになる。
- 体調を崩した背景や原因についても考えが及ぶようになる。
- 趣味を再開したり，気分転換方法を見つけられたりする。
- 家の掃除や洗濯ができるようになる。
- 隣人との挨拶や立ち話ができる（社会性の回復）。
- 同居以外の親族の来訪に対応できる（社会性の回復）。

メンタル支援の要点

①まだ休学・休業中
『社会機能回復訓練』を通じて日に日に，手に取るように体調が回復していることが把握できる頃です。外出範囲や時間が延伸するので，ほぼ治ったものとメンタル不調者も，そして周囲の方々も考えたくなる頃です。でも，休学・休業中だからということを忘れてはいけません。たとえば体調を崩した原因が，もし通学先や勤務先にあったとしたら，その原因が消去できるものであれば良いのですが，消去や除去が難しい状況で復学または復職した後，またその原因と遭遇してしまったら，それまでの努力がうそのように症状がぶりかえして再発してしまう可能性があることを銘記すべきです。

②この段階でできるようになる早期復帰を促す工夫とは
この時期には，体調が悪くなった原因や背景を要支援者に洞察してもらうと共に，さらに病気を繰り返さない対策を講じられるようになれるといった，心の準備をしてもらうようになることを目指すのがこの段階の目標です。それらを主治医が，要支援者と向き合うなかで，その人に応じた，個別かつ具体的な内容を，しかも懇切丁寧に考案かつ提供してくれたら良いのですが，外来の診察時間15分枠の中に，予約者が6〜8人も入っているのみならず，予約外の患者さんが来院する精神科医療という現実が，許してくれません。

この段階のメンタル不調者に対する現実的対応を述べます。
一人あたりに診察時間は，以下のように1分を切る場合が少なくありません。

主治医：「体調はどうですか？」
本人：「よくなりました」
主治医：「良かったですね。薬が効いたのですね。では次回」
本人：「はあ?!……」（クスリが良かったのだろうか？ 休んだからではなくって??）

したがってこの章ではメンタルヘルスに精通していない医師でも紹介可能な簡単な「リワーク」を解説します。この内容を実施すると，病気の再発が防止できるようになります。つまりは大変重要な内容だということを，機会をとらえ，気持ちが萎えそうになる当人に，期待感を元に伝えて下さい。

メンタル不調者へ指示するとよい支援方法
①ストレス耐性の向上

　本書が紹介している『体調管理表』にある，とっておきの工夫とは何だと思いますか。

　それは家族や主治医記載欄をわざわざ設ける点にあります。

　回復してきたといってもまだ万全ではありません。元々，言いたいことも言えずに溜め込みがちな方は大勢いるものです。さらには，どういう言葉かけをしていいのかわからない支援者側の気持ちも踏まえる必要があります。以上のどの場合でも，「体調を崩した原因は何だと思っていますか？」と，口頭で確認し辛い内容をその欄に記載することで，対応が可能になります。あたかも職場で使われている「日報」や「週報」が，仕事力の成長を促す効果があるように，『体調管理表』を通じ，「レジリエンス」という精神的回復力や復元力が発揮できるような支援を行うことができるようになっています。

②体調管理表の活用

　『生活記録表』に加え『体調管理表』もつけ始めてもらいましょう。『体調管理表』での点数は，0～100点の間で記載するよう指示してください。

　無理して大きな点をつける必要はないと説明してください。

　最初は主観的にしか点数や記載ができずに苦しむ場面もあるかもしれません。しかし続けていくと，より詳しく，自分自身を振り返りながら，より客観的な記載や点数つけができるようになりますから心配はいりません。

　主治医から指示された尺度か「うつ病」の場合には『うつ度チェック　簡易抑うつ症状尺度（QIDS-J）』（https://www.cbtjp.net/qidsj/）といったように，体調を数値化できる尺度の点数を，継続的に記録し続けてもらいましょう。

③自分でできる「リワーク」の実践

　「リワーク」施設を利用していない場合や周囲で得られない場合には，これまでの「社会機能回復訓練」の続きとして以下の「模擬出勤」や「模擬通学」

第Ⅱ部 〈うつ〉を"こじらせない"工夫

を開始してもらいましょう。

　外出先には，近所の図書館や集会所，公民館といった自習スペースがあるところ（以下，図書館）と，できればジムや体育館，公園のように運動が可能なところを加えてもらいましょう（以下，運動）。運動の代わりに，食材購入や調理，料理も立派な運動ですし，良い頭の体操になります。

　近傍(きんぼう)に目ぼしい図書館がないという場合には公民館，市民会館，市民センターに範囲を広げてもらうと共に，首都圏なら以下も候補になります。

- 障害者職業総合センター7階の図書情報閲覧室
  （〒261-0014　千葉県千葉市美浜区若葉3-1-3　電話043-297-9053），
- 職業能力開発総合大学校図書館
  （〒187-0035　東京都小平市小川西町2-32-1　電話042-341-3331），
- 独立行政法人労働政策研究・研修機構　労働図書館
  （〒177-8502　東京都練馬区上石神井4-8-23　電話03-5991-5032）
- 独立行政法人日本貿易振興機構アジア経済研究所図書館
  （〒261-8545　千葉県千葉市美浜区若葉3-2-2　電話043-299-9500）
- 放送大学図書館
  （〒261-8586　千葉市美浜区若葉2-11　電話043-298-4302）

イ：図書館の活用

　図書館では，最初は好きな本や雑誌で構いません。かつ滞在時間は1時間からで構いません。読み込んでも疲れないで済む時間，滞在するというリハビリを開始するよう指示しましょう。運動や料理もまずは疲れない程度の内容で構いません。開始してもらいましょう。

ロ：図書館滞在２時間への延伸

　図書館での滞在時間が１時間でも気疲れしなくなったら，２時間，滞在してみるように指示しましょう。運動や調理は変わらず続けてもらいます。

ハ：図書館滞在３時間への延伸

　２時間滞在が１週間続いても気疲れしなくなったら，滞在時間を３時間まで延伸してもらいます。その頃読む本は，好きな本や雑誌だけではなく，興味があれば病気の解説書や，職場復帰支援を取り扱ったものも含めてみると良いと伝えてください。「読んだ際には，ノートに内容の要約は学んだことを記録すると，後々役に立つ」というアドバイスも行ってください。

ニ：開館直後からの利用へ前進

　３時間滞在が１週間続いても気疲れしなくなり，かつ運動や調理が変わらず続けられていることが確認できたら，次には図書館の開館する一番早い時刻からのリハビリテーションを開始するよう指示しましょう。

ホ：図書館滞在時間の午後への延伸

　朝から午前中の図書館滞在が１週間続いても気疲れせず，かつ運動や調理にも影響が出ていないことが確認されたら，滞在時間を午後の時間帯にまで，②〜④と同じように１週間かけて１時間ずつ，徐々に伸ばすよう指示しましょう。つまりは，昼食も図書館周辺で摂るようにすると共に，午後も滞在できるように段階的に負荷を増やしてみて，疲れが残らないか，確認していきましょう。

ヘ：到達目標

　朝から夕方まで８時間は図書館に滞在かつ，運動や調理もこなせるようになることがこの段階の目標です。どうでしょうか。休学・休業し始めた時には想像できない位の回復度合です。一歩一歩，あきらめずに継続すると，「継続は力」よろしく，「変化是進化」できるようになれるのです。

ト：疲れが出た場合の対処

　図書館への通所が辛くなる日があったとしても，休館日以外，まったく行かない日が出るのは避けるよう指示しましょう。午後から行くように努力したり，行けなくても運動や調理だけは続けるようにしたりと，「**ここが踏ん張りどころだ**」と，踏み留まられるように支援しましょう。これは悪化して，ズルズルと悪くなり続けることを，自身の意欲と工夫で改善できることを学んでもらうという，『社会リズム療法』という治療法のエッセンスです。愛護的な主治医や「ロジャーリアン」と言われるカウンセラーではできない，卓越した支援なのです。

　この段階で，上記のような対処方法を訓練していたら，以下の場合に対応が可能になります。

　復帰した後でも，たまに遅刻や早退する場合があります。その時に，遅刻し続けたり，早退し続けたり，さらには丸一日休む日が続いたりすると，「**再発したのではないか？**」という誤解を，ご自身のみならず周囲にも与えてしまいかねません。その場合でも落ちるところまで落ちるのではなく，踏ん張りどころで，どう踏ん張るかの予行練習ととらえて，自分なりの気分転換方法を考え出したり，実行したり，わからなければ主治医に相談したり，うまくいかなければ「リワーク」施設の利用を考えたりと，休学・休業できるうちにできるだけのことを試すという訓練になります。

　エジソンも言っています。「成功か失敗か，ではなく，成功か学ぶ機会か」だと。

　未熟でも構いません。成熟したら後は腐敗が待っているだけなので，学べるうちに学んでもらっておきましょう。

④回復力の向上

　この頃は，趣味を再開してもらうよう提案するか，自分なりの気分転換方法を見つけてもらい，始めてもらいましょう。趣味がなければ運動か調理をお勧めします。どちらも運動要素が含まれています。運動すると，魚の油に

含まれているEPA（エイコサペンタノン酸）やDHA（デキサヘキサノン酸）という成分が，神経の栄養にとって代わるのです。つまりは，疲れた神経がリフレッシュできるからです。料理づくりは，限られた食材という限界がある中，手を加えたら加えるほど，おいしい料理ができあがります。かつ調理方法は煮る・焼く・蒸す・炊く・あぶる・炒める……と少なくとも十数通りあります。食材や食品との組み合わせまで考えたら相当数にのぼります。したがって頭のトレーニングにもつながります。

⑤「通学・通勤訓練」の開始

以上の「模擬登校」や「模擬出勤」が難なくこなせるようになったら，次は，以下で構成される「通学・通勤訓練」を始めましょう。

イ：学校や職場がある最寄り駅まで

学校や職場がある最寄り駅まで行けるのか，試してもらってください。

ドキドキしたり，辛い気持ちが生じて体調が悪化した場合には，一歩だけの後退として，たとえばターミナル駅近くにある図書館に通いながら慣らしてもらいましょう。

これまでやってきた図書館滞在8時間活動先をそこに変更の上，1週間続けるよう指示下さい。趣味や運動，調理の継続も必要です。

ロ：自宅と学校または職場の間にある図書館まで

学校や職場がある最寄駅まで，1週間連続して行くことが確認できた翌週には，自宅と職場との間にある図書館まで行ってもらいましょう。これまで「模擬登校」か「模擬出勤」してきたように，その，自宅と学校または職場の間にある，ある程度離れた図書館への出社を目標に，同じように8時間，図書館滞在活動を1週間続けるよう指示しましょう。趣味や運動，調理の継続も必要です。

ハ：学校または職場近傍の図書館まで

　翌週は，さらに学校または職場に近い図書館まで通い始めるよう指示しましょう。そしてそこで同じように8時間，図書館滞在活動を1週間続けられるか確認しまましょう。趣味や運動，調理継続も必要です。

⑥学校や企業側からの対応の確認

　この頃，大切になってくる内容が，学校や企業側の意向確認です。したがってこの頃には，教務担当者またはスクールカウンセラー，人事担当者またはキャリアコンサルタントと会う機会を設ける必要があります。

　その際，次頁のような書類記載を求められる場合があります。これは「手引き」に記載がある大切な書類になります。

　どういう効果があるのか説明すると，主治医の先生から，企業側に対して，診断書だけでは書けなかったより詳しい支援方法を書いてもらえるようになる書類です。この文書にサインするように求められたら，メンタル不調者にはサインするよう指示下さい。この書類を企業が求めるということは，きちんとした対応を執る企業だと世間からの認識を得られますので，契約先には是非とも導入してもらいましょう。

年　　月　　日

職場復帰支援に関する情報提供依頼書〈例〉

主治医の勤務先　病院や　クリニック名
　　主治医名　　　　　　　先生　御机下

〒　医師の住所
契約した医師名　　　　　　　印
Tel か EM

　下記1の弊社従業員の職場復帰支援に際し，下記2の情報提供依頼事項について任意書式の文書により情報提供及びご意見をいただければと存じます。
　なお，いただいた情報は，本人の職場復帰を支援する目的のみに使用され，プライバシーには十分配慮しながら責任を持って小職が管理いたします。
　今後とも健康管理活動へのご理解ご協力をよろしくお願い申し上げます。

記

1　従業員

　氏　名　　　　　　　　　　　　　　　　　（　男　・　女　）

　生年月日　　　　年　　　月　　　日

2　情報提供依頼事項

　（1）発症から初診までの経過
　（2）治療経過
　（3）現在の状態（業務に影響を与える症状および薬の副作用の可能性なども含めて）
　（4）就業上の配慮に関するご意見（症状の再燃・再発防止のために必要な注意事項など）
　（5）＿＿＿＿＿＿＿＿＿＿＿＿＿＿＿＿＿＿＿＿＿＿＿＿＿＿＿＿＿＿＿＿＿
　（6）＿＿＿＿＿＿＿＿＿＿＿＿＿＿＿＿＿＿＿＿＿＿＿＿＿＿＿＿＿＿＿＿＿
　（7）＿＿＿＿＿＿＿＿＿＿＿＿＿＿＿＿＿＿＿＿＿＿＿＿＿＿＿＿＿＿＿＿＿

（本人記入）
私は本情報提供依頼書に関する説明を受け，情報提供文書の作成ならびに産業医への提出について同意します
　　　　年　　　月　　　日　　　氏名　　　　　　　　　　　印

⑦主治医への協力依頼

「職場復帰支援に関する情報提供依頼書」が企業から主治医あてに出される場合，企業が提供すべき十分な支援内容とは何なのか，企業はどう支援したら良いのかを，事前に主治医と一緒に考察しておいてもらう必要があります。

したがって，主治医にも，「どんな情報でも構わないので，良い支援を引き出すお手伝いをして下さい」との言葉を添えて，お願いするようメンタル不調者に指示しておいてください。

> **TIPS** 上手な復帰に対する心構え……ストレスとの上手な付き合い方とは
>
> 学校や職場でのストレスがゼロにならない以上，学校や職場でのストレスと上手に付き合っていく必要があります。学校や職場のストレスと向き合うのが辛いからといって，いつまでも気分転換が必要だと，現実から逃げ続けるわけにはいきません。
>
> では，ストレスと上手に向き合うにはどうしたらよいのでしょうか。ストレスとの上手な付き合い方が得られる治療法の一つとして，凝り固まった考え方や物事のとらえ方に柔軟性を持たせられるようになる「認知行動療法」という治療体系があります。「リワーク」では定番として提供プログラムのメニューに入っています。
>
> ちなみに本文中の記載内容も，課題を細かく切り分け，それらを一つひとつ step by step でこなす（行動療法）ことで，気が付いたら，自身の改善に気がつく（認知療法）という，この「認知行動療法」のエッセンスが腑に落ち自明となるような構造になっています。

学校や職場でのストレスと上手に付き合う方法についての記載を続けます。

仕事は，すべて一人で完了させなければならないわけではありません。体調を崩す方に共通の次のような背景があります。読者の皆さんは一人で抱え

込み過ぎ，解決方法がわからないのに，確認しないままやりすごそうとしていた傾向があったのではないでしょうか。したがって本書では，『体調管理表』を通じたリハーサルをしてもらいます。メンタル不調者が挙げる課題に対して，家族をはじめとした支援者の皆さん，当然主治医，さらには学校側や企業側までもが課題だと確認かつ共有し，そしてそれぞれができることを担うという支援体制づくりまでを，本書で述べたように実行すれば，誰でも難なく仮題を達成できるようになります。同じことを今後，学校や企業でも繰り返したら，「なんだ。**勉強や仕事は一人だけでするものではないのだな。学校や企業は俺ひとりで成り立っているわけでもないのだな**」ということがすんなりとわかるようになり，つまりは協調や協働という言葉を，たやすく自明に理解できるようになれるような構成になっています。

自死者数について——最近は2万人台になっていますが，それでも毎年，自ら命を絶ってしまう方が後を絶ちません。仕事の失敗やトラブルは，またやり直せます。でも，死んでしまってはやり直せません。「生きていてくれてよかった」という素直な感謝の気持ちをメンタル不調者にこの頃は表わしてください。

　そして，「成功か失敗か」という，ゼロか100か？　または「全か無か」といった判断ではなく，成功に至る学ぶ機会なのだという理解を学ぶ，そのプロセスの中にあって「夜明け前が一番暗く，寒い」苦しいからこそ，日の出は近い，必ずよくなるのだということを，繰り返し，語ってあげてほしいのです。

　そうして，本人が掛け値なしに自分自身を受容できるという「自己肯定感」を持つようになります。この「自己肯定感」が育つと，自分にできることは確実に自分でやるという意欲を持つと共に，自分の能力の限界も把握できるようになります。自己の限界がわかると，上手に周囲に頼れるようになれるのです。そして病気の前の自分に戻るのではなく，病気にならずに済む新たな自分を見付けられるようになります。

人事労務担当者に提案すると良い支援

① 「職場復帰支援に関する情報提供依頼書」(以下，依頼書)を主治医から出してもらうよう手配してもらいましょう。その際には，サンプルを例に依頼書の返信先や内容を詰めておきましょう。
　＊会社の就業規則や休業規程の内容を確認しておきましょう。最初はわからなくても，何社か見ることで内容の長短がわかるようになってきます。
② メンタル不調者と会い，体調の回復を確認してもらう際に，「そろそろ復帰したい」との希望が述べられる場合が出てきます。その場合に備えて，主治医に対して，83ページの「依頼書」を出してもらうようにメンタル不調者に依頼しておいてもらって下さい。「依頼書」はメンタル不調者の手から主治医に手渡してもらうことで，本人が同意しているという証明を与えることが可能ですが，念のため本人に同意したとの記名欄を設けることも考えられます。
③ 「依頼書」送付を労働者に依頼する場合には，返信用切手が貼付され，返信先の記載がある会社封筒を手渡すというふうに工夫してもらってください。そしてその用意された封筒を使って返送するように主治医にお願いすることをメンタル不調者に伝えてください。外来担当医師は本当に多忙です。外来診察15分枠に，なんと6人も8人も，予約が入っているクリニックさえあります。いちいち主治医に，返送先の医師の連絡先を書かせるような状況では，実際の返送は後回しにされるどころか，中には書類を紛失してしまう医師も複数確認されています。切手を貼ることでそれらを防止できるだけではありません。主治医に，その労働者を復職させて欲しいという企業側の要望をより強く意識してもらうのが可能になります。さらには「正しいことを正しくする」という誠実な姿勢のある企業だということを，対外的に示すことになります。

(依頼書発行に，特別料金をせびる医師の存在も確認されています。その分の費用は，企業側で負担するのが労働者のためのみならず，企業側のためにもなります。なぜなら労働安全衛生法第66条第4項に基づく臨時の健康診断に該当すると解されるからです)。

④正式な職場復帰決定の前に,『試し出社制度』を設けることが「**手引き**」では勧められています。

　社内にメンタルヘルスに長けた常勤の保健師や産業医がいたり,もしくはいなくても,復職支援に長けた医師の支援を得られる企業であれば,正式復帰前に2週間程度の「**試し出勤**」制度を導入しても良いと考えられます。この「**試し出勤**」とは,本当に復帰可能なのかを判断するために,休業中に本人に企業に始業時刻までに来て,終業時刻になるまで滞在してもらい,終業時刻になったら帰ってもらう制度です。休業中なので,労務の提供を受けることはできません。では,どのような作業を提供したら良いのでしょうか。例としては,以下のようになります。

- パスワードが切れたPCのセットアップをしてもらう。
- 仕事に関係ある業界紙や関連雑誌を読んでもらう。
- 業界紙や関連雑誌をA4用紙2枚までに簡単にまとめてもらう。
- 業務に関係する資格を取得できるよう,勉強してもらう。

　以上のような"肩慣らし"に取り組んでもらうことになります。ただ,"肩慣らし"とはいえ,メンタル不調者本人が滞在できる場所を用意する必要があります。そして身分は休業中である以上,体調が崩れたら,企業側にもある程度の責任が生じます。その責任を担保するために「**試し出勤**」中には,保健師や産業医に定期的に面談してもらい,体調が崩れる前に中止指示を出してもらうような支援が必要になります。

　さらには「**試し出勤**」中の身分は休業中にあたるため,つまりは勤務ではないので,特別な福利厚生制度が用意されていない以上給与支払いは発生しませんし,健康保険組合から支給される傷病手当金以外の給与や交通費は支給されず,さらには通勤途上災害や体調悪化といった状況が生じた場合でも,労働災害保険の適用は受けられません。このように,「**試し出社**」は企業側にも本人側にも負担が生じます。でも,復帰可能な体力が戻り,体調が安定しているのかどうかを確認するには良い制度といえます。

⑤「手引き」で規定がある「試し出社制度」は,「試し出社」,「模擬出勤」,「通勤訓練」だけです。「試し出勤」が前述のように嘱託産業医先では実施が現実的ではないことから筆者は**「職場復帰支援プログラム」**として,**「慣らし出社」**を設けることをお勧めしています。この「慣らし出社」とは,正式に職場復帰が決まった後,2週間程度は午前中半日勤務から開始し,体調悪化がなければ6時間勤務を2週間経た後,8時間の定時勤務に戻すといったような方法です。これだと,正式に職場復帰が決まった後のことですからメンタル不調者が会社員に対しては労働災害保険が適応されますし,勤務した分の給与と交通費を受け取ることができます。休業中に支払われていた傷病手当金よりは当初の受取額は少なくなりますが,それより大切な,仕事から受けるストレスを段階的に受け止めるという心の準備ができるので,復職への可能性が高まります。

TIPS　模擬出勤や通勤訓練の違いとは

模擬出勤：勤務時間と同様の時間帯に,リワーク施設で用意された特別な作業環境や図書館において,仕事に関連がある軽作業を試みたり,業務に関係する資格取得に向けた勉強を行ったりして仕事に戻れるような準備をする方法。模擬登校もまた似たような概念で計画を構築できます。

通勤訓練：最終的には,自宅から職場までの通勤経路を,気分不快になることなく移動し,その職場付近にある図書館を対象に,「模擬出勤」してもらう。勤務時間分,体調を崩すことなく滞在できることを確認したあと帰宅してもらう方法。

　最初は自宅最寄りにある図書館への通所を目標としてもらう。かつ,滞在時間は1時間から試みてみる。

　1～2週間単位で滞在時間を延伸し,8時間滞在できるようになったら,職場に近い図書館に移って同じように環境や雰囲気に慣れてもらう。

　学生の場合には,通学訓練になります。

第8章 復帰への準備③

模擬登校・模擬出社ができるようになってきたら

◆この頃の状態：復帰準備期③
◆所要期間：4～8週間（累計　15～25週間……約4～6カ月）

状況
- 熟睡感があり，日中の眠気はほとんどない。
- リワーク施設や図書館などを利用した通学・通勤訓練が週5日，続けられる。
- 継続して勉強や仕事をこなすだけの基礎体力が回復する。
- 勉強や仕事に必要な判断力や集中力が戻ってくる。
- 参考書や仕事に関する専門書も集中して読めるようになる。
- 長文や簡単な事務文書作成が可能になる。
- 趣味のために知人などに連絡し交流を持てる。
- 家事をほぼこなせる。
- 短文だが，与えられたテーマでの文書作成やメールへの返事が書ける。
- 復帰に向けての準備もできるようになる。
- 体調を崩した背景や原因についても考えが及ぶようになる。
- 趣味を再開したり，気分転換方法を見つけられたりする。
- 同居以外の親族を訪問できる（特に配偶者の親族の家）
- 主治医から，復帰可能だとの判断と共に，学校や企業と相談するよう提案が出る。

> ## メンタル支援の要点
>
> ### ①管制官
> この時期は，正式な復職まであと一歩の段階まで回復してきた状況です。まだあと一歩，残されています。たとえると飛行機が着陸の際に軟着陸できるのは，パイロットの力量が問われるのは当然として，それだけでは足りません。管制塔からの指示や各種計器類からの精確な情報が必要です。メンタル不調者の安定した学業や仕事への復帰には，このように要支援者の休業中に培った体力に自信は当然として，主治医，家族や同僚をはじめとした支援者による誘導。そして学校関係者や企業の人事担当者側からの安全面に対する配慮が欠かせません。
>
> ### ②急がばまわれ
> 学校や企業側からの連絡が遅れると，メンタル不調者は焦ったり，イライラしたりすることがあるかもしれません。けれども，そういった状況は，晴天の日だと軟着陸しやすいように，企業の方で仕事に戻りやすいようにわざと手配しているのかもしれません。着陸を強行し，着陸地点や高度を見誤って墜落しては元も子もありません。
>
> そこで，メンタル不調者が気もそぞろになっている場合には，「**復帰することが目的なのではなく，復帰した後，再発せずに勉学や仕事をし続けられるのを目的にしているのだ**」と言い聞かせてみてください。
>
> 夜明け前が一番寒く，暗いものです。

<u>メンタル不調者に指示すると良い支援方法</u>
①双方向通信
企業の人事担当者と常に連絡をとるようにしてもらいましょう。その際には，主治医から，復帰できる状況に至っているとの判断がなされていることと，復職に向けての必要な対応とは何なのか確認してもらいましょう。

②企業の人事担当者との協議前の準備

企業の人事担当者と会う際には，これまで実施してきたことを簡単にA4用紙1～2枚にまとめて臨むよう指示してください。図や表を使ったり，時系列的にまとめたりする工夫もありです。

そうはいっても企業の方と会って話をする時には緊張するものです。緊張するあまり，思い出せずに焦ってしまった時でも，書いた文書を見直したり，図表に対して説明を加えたりすることで，冷静に対応しなおすきっかけが得られます。

③『体調管理表』の精度向上

これまで記載してもらっていた『体調管理表』は，見せる相手は家族や主治医で済んでいました。鉛筆書きや単語による記載でも済まされてきたでしょう。でも，会う企業側の方々は，「果たして，仕事をし続けられるだけの体調の回復は遂げてきているのだろうか？」という視点で判断を行います。したがって，これまで記載してきた『体調管理表』に抜けや漏れがなく，客観的な記載になっているのかを吟味し，内容のレベルを向上するよう指示しましょう。

推敲して見直しができたら，その改訂版の複写を企業側との協議の際に提出するようにしましょう。順調に回復してきていることを客観的に証明できます。

④企業側の対応確認

企業によっては，「職場復帰支援に関する情報提供依頼書」を主治医より出してもらうよう指示がある場合，産業医，さらには精神科顧問医との面談を受けるように労働者に課している場合があります。精神科顧問医は休業者の集中力やその持続性，記憶力など，仕事に復帰した際に必要とされる能力がどの程度回復したのかを確認する立場で臨んでいます。産業医としてこの役目を委託された場合には，2や3で用意してもらった文書類，「リワーク」施設で記載指示があった記録や，読んだ雑誌や書籍のまとめを提示させるように指示しておきましょう。「**文章に対する読解力と要約力が回復している**」と

いう評価がどのように得られるのか把握しておくことも良いでしょう。

⑤治療状況についても

　労働者と面談する際に把握すべき重要な情報は他にもあります。それは服薬内容です。眠気が出るくすりの影響が思いもよらないところで生じてしまうと大きな事故につながる恐れが出ますから必ず確認してください。そのために交付された処方内容の説明書やお薬手帳を持参させることを忘れないでください。

⑥企業側が求める復職前の準備

　労働者に対して企業側から「通勤訓練」や「試し出勤」するように指示される場合があります。「通勤訓練」とは，自宅から復帰予定の職場近くまで，実際の通勤経路を移動し，職場付近で一定時間過ごした後帰宅するといういわば予行演習です。「試し出勤」とは，仕事に戻ることが可能なのかの判断を兼ねたリハーサルです。

- 学生であるメンタル不調者にも，近い概念でのリハーサルを行うことを勧めます。
- 「通勤訓練」や「試し出勤」の実施指示が出た時に忘れてはならないことがあります。それは身分的な取扱いです。休業延長での対応なのか，それとも経過観察復帰といった特別な身分が与えられるのか，企業によってさまざまですから，実際はどうなのか，忘れずに確認しておきましょう。

⑦主治医との協議

　企業の人事担当者や産業医，または精神科顧問医らと協議が終わり，復職前に，どういうことをする必要があるのかの確認が終わったら，それらの結果を忘れずに主治医に報告し，その後の対応を相談するよう指示してください。
　主治医としては「復帰可能」との診断を出しているにもかかわらず，企業側

がまだ認めない場合，中には新たに「いついつまで休業延長を要す」といった記載のなされた診断書を改めて発行することや，さらには傷病手当金への証明さえしぶる医師がいるという現実があります。本来，主治医はメンタル不調者のために存在する立場なのですが，中には自らの沽券にかかわると折れない方もいます。そのような場合には，もう一度企業側から産業医にこれらの書類への証明記載を依頼されるケースがあります。その時は快諾しましょう。

⑧通院間隔について

この頃は，それまでの通院間隔が2週間に一度になっていた場合には，毎週へと変更することが可能か打診してもらいましょう。なぜなら，復帰時期前後は体調を崩しやすい時期だからです。また，通院する曜日や時間帯は復帰後の仕事の日程と重ならないものなのか確認しておきましょう。

人事労務担当者へ提案すると良い支援方法

①労働者を復職させてよいのか，つまりは企業に戻って仕事を開始しても体調が崩れなくて済むのかの判断ですが，必要な情報は多数に及びます。それらの収集と，それらを通じてさまざまな角度から状況を総合的に分析する必要があります。その結果として的確な評価が得られるようになります。

②「**手引き**」で示された収集すべき情報は次の通りです。
　（ア）メンタル不調者の職場復帰に対する意思の確認。
　（イ）産業医等による主治医からの意見収集。
　（ウ）メンタル不調者の状態等の評価。
　（エ）職場環境等の評価。
　（オ）その他。

③次に，「**手引き**」で示された収集すべき情報の仔細を説明します。
　ア～ウは，これまで記載した内容で対応できていることなので理解できるでしょう。そこでエとオを説明します。

④「（エ）職場環境等の評価」には，「業務及び職場との適合性，作業環境や作業環境管理に関する評価，職場側による支援準備状況」とあります。簡

単に説明すると、病み上がりの方が無理なく仕事に戻れるような支援状況が、企業内にあるのかの確認と、メンタル不調者に戻ってもらうために企業側が提供できる具体的な支援内容になります。

支援状況とは、復帰予定先に支援する上司や同僚がいるのか、産業医や精神科顧問医の支援も含まれます。支援体制に不安があった場合でも、『支援者編（企業の同僚、上司、そしてご家族向け）』と本書にてある程度の**「模擬出勤」**はこなしてきていますので、**「通勤訓練」**や**「慣らし出社」**、そして就労支援（就業上の配慮）として以下を検討してみてはいかがでしょうか。

［就労支援例］
- 短時間勤務（no work no payの原則より、利用期間中、控除される）。
- 元々営業職であれば、外回りからの復帰ではなく、営業用資料作成といった後方支援業務からの復帰のように、平易な補助的業務に復帰当初は従事してもらう。
- 残業禁止（長くても3カ月）、残業制限。
- 交代制勤務ではなく日勤帯での勤務。
- 出張制限。
- 特別な健康診断が必要になる危険作業や高所作業、臨機応変な対応が求められる窓口は苦情処理業務以外の業務への配置。
- フレックス制度の制限（朝早くから出勤する分には、日常生活リズムの安定化にプラスになるのですが、8時以降の起床でも間に合うような使い方や、毎日異なる生活リズムだと、折角確立した自律神経リズムに調律出来た日常生活リズムが崩れてしまいます）。
- 転勤への配慮（単身赴任であれば、家族と過ごせるようにする）。
- 座席の配慮（隣には、仲が良い同僚を配置）。
- 通院時間の確保。平日だと終業時刻に職場を出ても、通院時間に間に合わない場合、企業が休日である土曜日に通う他ありません。土曜日の精神科外来の混雑ぶりは驚愕です。本書にある事を丹念に実行したとしても、さ

らには「リワーク」施設を利用したとしても，職場復帰後に再発する可能性をゼロにすることはできません。そのような大切な期間，土曜日の通院は避けたいところです。したがって，平日の勤務時間のうち，早い時間帯か遅い時間帯に通える支援があれば，より主治医からの支援を得やすくなります。通院に要した時間を，他の勤務日で補うような，支援的フレックス制度の適応は推奨できる方法です。

⑤ 「**手引き**」での「（オ）その他」に記載された事項には，「その他必要事項，治療に関する問題点，本人の行動特性，家族の支援状況や，職場復帰の阻害要因等」とあります。専門的で難しい内容が多くあります。したがって，この頃は当人と会うだけではなく，改めて家族と会って情報交流を深めたり，主治医の元に「同伴通院」しなおしたりして，メンタル不調者にとってより円滑な復職支援は何なのか，次頁以下の表にまとめつつ検討を重ねてもらって下さい。

面談時の情報収集と評価項目一覧　（20XY ． ． ）

【　】は，問題がある場合×　ない場合○を記入。詳細は言葉で記入

労働者の状態等の評価

1. 治療状況及び病状の回復状況の確認
(1)【　】今後の通院治療の必要性，治療状況についての概要の確認。
(2)【　】業務遂行に影響を及ぼす症状や薬の副作用の有無。
(3)【　】休業中の生活状況（飲酒，就寝，食事，その他）必要に応じて，別途情報を入手する。

2. 業務遂行能力についての評価
(1)【　】適切な睡眠覚醒リズムの有無
(2)【　】昼間の眠気の有無
(3)【　】注意力・集中力，その持続の程度
　　　　　企業からの説明を聞き，理解している状況の評価
(4)【　】安全な通勤の可否
(5)【　】業務遂行に必要な作業（読書やコンピュータ作業，軽度の運動等）の実施状況と，作業による疲労の回復具合
(6)【　】その他ホームワーク等の遂行状況など（ホームワークやリハビリ勤務をしている場合）

3. 今後の就業に関する労働者の考え
(1)【　】復帰先の理解（企業が示した職場　主たる業務）
　　　　　本人が復帰先や職務について示した反応，コメントや希望など
(2)【　】復職（就業）にあたって本人が企業に希望した配慮の内容や期間
(3)【　】その他管理監督者，人事労務管理スタッフ，事業場内産業保険スタッフに対する意見や希望
　　　　　（職場の問題点の改善や勤務体制の変更，健康管理上の支援方法など）

4.【　】家族に関わる問題や情報

【　】は，問題がある場合×　ない場合○を記入。詳細は言葉で記入

職場環境の評価
1．業務及び職場との適合性
(1)【　】業務と労働者の能力及び意欲・関心との適合性
(2)【　】職場の人間関係など

2．作業管理，作業環境管理に関する評価
(1)【　】業務量（作業時間，作業密度など）や質（要求度，困難度など）等の作業管理の状況
(2)【　】作業環境の維持・管理の状況
(3)【　】時期的な変動や不測の事態に対する対応の状況

3．職場側による支援準備状況
(1)【　】復帰者を支える職場の雰囲気やメンタルヘルスに関する理解の程度
(2)【　】実施可能な業務上の配慮（業務内容や業務量の変更，就業制限等）
(3)【　】実施可能な人事労務管理上の配慮（配置転換・異動，勤務制度の変更等）

【　】は，問題がある場合×　ない場合○を記入。　詳細は言葉で記入

長期の休業から常勤の勤務への変化を和らげる措置の必要性
【　】リハビリ勤務の必要性（休業期限が迫っている場合は，リハビリしていられない）

その他
その他，職場復帰支援にあたって必要と思われる事項について検討。治療に関する問題点や本人の行動特性，家族の支援状況など職場復帰の阻害要因となりうる問題点についても整理し，その支援策について検討する。

⑥次の『職場復帰支援プラン作成時の検討内容』を参考に,「職場復帰支援プラン」を検討かつ作成してもらってください。
　「職場復帰支援プラン」とは,「手引き」では,以下の項目で構成されています。
　(ア)　職場復帰日
　(イ)　管理監督者による就業上の配慮
　(ウ)　人事労務上の対応等
　(エ)　産業医等による医学的見地からみた意見
　(オ)　フォローアップ
　(カ)　その他

職場復帰支援プラン作成時の検討内容
1.　職場復帰日
2.　管理監督者による業務上の配慮
　　a　業務サポートの内容や方法
　　b　業務内容や業務量の変更
　　c　就業制限(残業・交代勤務・深夜業務等の制限または禁止,就業時間短縮など)
　　d　治療上必要なその他の配慮(診療のための外出許可)など
3.　人事労務管理上の対応
　　a　配置転換や異動の必要性
　　b　フレックスタイム制度や裁量労働制度等の勤務制度変更の必要性
4.　産業医等による医学的見地からみた意見
　　a　安全(健康)配慮義務に関する助言
　　b　その他,職場復帰支援に関する医学的見地からみた意見
5.　フォローアップ
　　a　管理監督者によるフォローアップの方法
　　b　人事スタッフ等によるフォローアップの方法(職場復帰後のフォローアップ面談の実施方法等)

c　就業制限等の見直しを行うタイミング
　　d　すべての就業上の配慮や医学的観察が不要となる時期についての見通し
6. その他
　　a　職場復帰に際して労働者が自ら責任を持って行うべき事項
　　b　リハビリ出勤制度の利用方法についての検討
　　c　事業場外資源が提供する職場復帰支援プログラム等の利用についての検討
7. 「(ア) 職場復帰日」は，必ずしも主治医の診断書に書いてある通りにする必要はありません。受け入れる現場の都合もあるでしょう。産業医や復職支援に長けた医師の意見もあるでしょう。
8. 「(イ) 管理監督者による就業上の配慮」は，⑤の「就労支援例」に書いた内容になります。
9. 「(ウ) 人事労務上の対応等」は，復帰先の仕事内容の変更や異動の検討，交代制勤務従事者であれば，日勤帯のみへの配属といった対応になります。なお，<u>基本的には以前に所属していた部署への復帰が望ましいです</u>。理由は，部署異動には，一見すると良い面ばかりがあるように思われがちです。しかし，部署を異動するということで，慣れない仕事をこなす必要が出てくるかもしれません。新しい人間関係を作る必要性もあります。通勤経路が変わる可能性もあるでしょう。受け入れ側も休業に至った背景が判らず，復帰後の短時間勤務や残業制限，簡単な補助的業務からの復帰といった適切な支援を提供し辛くなります。

　むろん，違う部署への異動が検討されるべき例外的な場合が二つあります。

　　　一つ目：職場でのハラスメントや過重労働など，うつ病発症の原因が明らかに職場側にあると考えられる場合。
　　　二つ目：仕事内容や求めるスキルが，当人の能力とかけ離れている場合。

これらの場合には，再発防止の一つの手段になります。むろん，あくまで一つでしかありません。総合的な支援方法を検討してもらいましょう。

10. 「(エ) 産業医等による医学的見地からみた意見」とは，病気を治すのが主たる仕事である主治医からの意見だけではなく，職場で病気が発生しないようにするのが役目である産業医や，更には第三者という立場から，働ける程度まで心身の状況が改善したという機能性の評価まで可能な，精神科顧問医の意見を得ることを示します。病気やけがが治ったかどうかの次元で判断するのが主治医の仕事です。しかしながら，その次元では，仕事を継続的にこなし続けられるのかという次元の判断には至っていないので限界があります。したがって主治医が「復職可能」との診断書を出してきたとしても，産業医または顧問医の判断では"時期尚早"という判断になるケースが出てきます。

　このような場合ですが，労務法律上は主治医より産業医の診断が優先されます（「カントラ事件」大阪高判平成14.6.19）。

　なお，産業医または顧問医からの意見は，以下の**「職場復帰に関する意見書」**を通じて表明することになっています。

                                                                    年　月　日

人事労務責任者　殿

職場復帰に関する意見書

　　　　　　　　　　　　　　　　　　　　　　　　　　　事業所
　　　　　　　　　　　　　医師名　　　　　　　　　　　　　印

事業所		所属		従業員番号	氏　　名	男・女	年齢
							歳

目　的	（新規・変更・解除）

復職に関する意見	復職の可否	可　　条件付可　　不可
	意見	

就業上の措置の内容 （復職可または 条件付可の場合）	・時間外勤務（禁止・制限　　H）・交代勤務（禁止・制限） ・休日勤務（禁止・制限）・就業時間短縮（遅刻・早退　　H） ・出勤（禁止・制限）　・作業転換 ・配置転換・異動 ・その他： ・今後の見通し：
面接実施日	年　　月　　日
上記の措置期間	年　月　日　～　年　月　日

11. 「(オ) フォローアップ」とは，職場復帰後の本人に対する支援全般ですが，誰がどれくらいの頻度で状況を，何を通じて確認し，どうなったら残業制限等を緩和して良いのか，個別具体的に決めることになります。

    病状が一人ひとり違うわけですが，リワーク施設の中には，職場の同僚や上司が，簡単に評価できるチェックリストを用意しているところもあるので，相談してみてください。

12. 「(カ) その他」には，休業者自らが責任を持って主体的に実施する事項となっています。たとえば試し出社制度や「リワーク」制度の利用を行うのかどうか，主体的に本人に判断してもらう内容が挙げられます。

13. 以上で議論をつくしたら，以下に記載する**「職場復帰支援に関する面談記録票」**を用いて，状況を整理しておきましょう。

職場復帰支援に関する面談記録票								
記録作成日　　年　　月　　日　　記載者（　　　　　　　）								
事業所		所属		従業員番号	氏　名		男・女	年齢
								歳

面談日時：　　　年　　　月　　　日　　　時
出席者：管理監督者（　　　　）人事労務担当者（　　　　）産業医（　　　　）
（統括責任者）　　　）産業保健スタッフ（　　　　）他（　　　　）

これまでの経過のまとめ	
主治医による意見	医療機関名：　　　主治医：　　　連絡先： 治療状況等 業務配慮についての意見：
現状の評価・問題点	・本人の状態 ・職場環境 ・その他
職場復帰支援プラン作成のための検討事項（復職時及びそれ以降の予定も含めて）	・職場復帰予定日：　　　年　　月　　日 ・管理監督者による業務上の配慮 ・人事労務管理上の対応事項 ・産業医意見 ・フォローアップ ・その他
職場復帰の可否	可　・　不可（理由：　　　　　　　　　　　　　　）
次回面談予定	年　　月　　日　　時　面談予定者：

14. 労働者を受け入れる職場の同僚に対して、どういう病状で、どう復帰後は接したら良いのかの説明を行いましょう。
基本は以下になります。

　　　イ：所定労働時間の勤務は可能。
　　　ロ：期待する役目の半分はこなせる。
　　　ハ：復帰当初の仕事量は制限があるが、腫物に触るかのような特別扱いは不要。
　　　ニ：周囲を必要以上に困らせることはない。

第9章 復帰準備④
復帰可能と主治医から判断されたら

◆この頃の状態：復帰可能期〜復帰期
◆所要期間：学校や企業の状況次第。その後は復帰後3カ月目程度まで。

状況
- 毎日の通学や週5日，フルタイム勤務が安定して実施できるだけの体力と集中力の持続力が戻ってくる。
- 企業側の考案した「職場復帰支援プラン」に則り，企業と調整し準備できる。
- 復帰日が近づくと，不安が大きくなり，焦燥感や不眠といった症状がぶり返すことがある。

メンタル支援の要点

①安定した生活リズムの維持

イ：金曜日に帰った後，気が抜けて繁華街に繰り出したり，酒をあおりたくなる気持ちが確認されるかもしれません。こういったことはご法度です。規則正しく健康的な体調や生活リズムを取り戻すのに，どれだけの日時を要したのか思い出してもらいましょう。習慣を崩すのは簡単ですが，修復は大変です。

ロ：土曜日には疲れ切っているため，寝込みたい気持ちが出るものです。土曜日なら昼まで寝てしまうことも，復職後1カ月目程度までは構いません。でも，土曜日の深夜，夜更かしすることと，日曜の朝まで寝坊することはご法度です。特に6時までの起床が8時と，2時間の時差が生じると大変です。時差ボケでも1日あたり最高30分しか調整ができません。2時間もの時差は120分割る30分より4日もかかります。つまりは翌月曜日から，自律神経というリズムがずれたままで仕事を始めないといけなくなります。"ブルーマンデー"と言われるのは，このような事情が背景にある場合が少なくありません。

ハ：日曜日は早寝早起きを心掛けさせましょう。そして日中は積極的に活動させましょう。「アクティブレスト（積極的休息法）」と言いますが，積極的な活動の反動で，寝付きはよくなり，熟睡効果が得られます。1週間の疲れも，日曜の積極的な活動にて解消できるようになります。

②再発サインの確認

　再発のサインを真っ先に確認できるのはご家族をはじめとした支援者です。なぜなら，主治医は最短でも週に一度しか当人と会う機会はありません。同僚や上司になると，労働者が通勤してくるか，自宅を訪問しない限り会うことはできません。さらには毎日の心身の状況を確認するわけにもいきません。産業医であればなおさらです。最も身近で本人の状態の変化に気がつくことができるのは家族になるので，この頃は，「もう大丈夫だ」と油断せずに以下で述べる再発サインの確認を忘れずに実施させてください。

メンタル支援の要点

③支援者で確認可能な再発のサイン
イ:【身体面に出るサイン】
　まず，頭痛，腹痛，腰痛，めまい，動悸，微熱などの体の不調で現れます。なぜ体の不調で出やすいかというと，抗うつ薬や睡眠薬といった心の症状に対する内服がなされている場合が多いからです。なお，ストレスを感じたり，緊張を強いられる状況が続くと高血圧になります。また，体の表面を走行している血管が収縮し，皮膚の血流が悪くなるため，顔色が悪くなるだけではなく，吹き出物が出たり，皮膚に粉が吹いてきたり，乾燥肌になったり，さらにはアトピー性皮膚炎になる場合もあります。

ロ:【精神面に出るサイン】
　イライラしたり，そわそわしたり，些細なことで怒ったりといった感情が不安定になります。人によっては，突然，不安な気持ちに襲われたり，悲しい気持ちに耽ってしまい泣き出すこともあります。

ハ:【行動面に出るサイン】
　これまでできていたことができなくなります。起床，食事摂取，電話応対，電子メールへの返事……。集中力低下による物忘れの増加，不安や焦燥感が募った場合には寝付きが悪くなったり，寝入ったはいいが，すぐ目が覚めてしまって悶々とし，ますます辛くなったり。人によっては，禁止されている飲酒や喫煙本数が増えたりといった生活習慣の変化として現れる場合もあります。

　上記のような，それまでとは違う変化のサインが確認されたら，それらを主治医や企業の人事担当者にも伝え，協調してそれぞれが担える支援を考案すると共に提供しあうように指示しましょう。

メンタル不調者に指示すると良い支援方法
①着陸態勢

　飛行機が着陸する際，衝撃を受け機体が揺れたり滑ったりするのは避けられません。

　このように，ある程度の衝撃を受けることは覚悟する気持ちを持ってもらうと共に，これまで，『生活リズム立て直し法』や『社会機能回復訓練』等にて培ったことを信じ，体調に悪影響が出たとしても，ずるずるとそのまま成り行きに任せて悪化させ続けないよう，ストレスから逃げないよう励ますことが必要になります。会社に行くのが辛くなった場合，丸一日休むのではなく遅刻で済ませるとか，2日続けて休むのではなく，1日で済むように，主治医に通って気持ちの整理をするといった努力を加えてもらうことになります。

　視界がゼロということではなく，状況を見渡してもらうと，「たいしたことない」と冷静さを取り戻せるものです。そのためには簡易抑うつ症状尺度（QIDS-J）』(https://www.cbtjp.net/qidsj/) を実施しているでしょうから，改めて試してもらい，以前と比べて心理状況は本当に悪くなっているのか，現状を把握することで，自身を落ち着かせるきっかけにしてもらってください。

②ABC

　当たり前（A）のことをぼんやり（B）せず，こつこつとちゃんとやる（C）という凡事徹底の大切さを表わしたフレーズがあるように，これまでできていたことは中断させないように確認しましょう。6時までの起床，7時までの朝食摂取に20時までの夕食摂取。さらには21時以降にテレビやパソコン画面，スマートフォンを見るのは避けましょう（ブルーライトによる寝付き妨害作用は，太古の昔から本能に刻み込まれた生理作用ですので体調が良くなった段階でこそ，大いに生じます）。また，服薬が必要であれば，その継続も大切な要素です。

　これらの基本や基盤があってこそ，通常の仕事という応用が載せられるようになるものです。

③「職場復帰支援プラン」の厳守

「職場復帰支援プラン」によって短時間勤務や残業制限を受けている場合には、それらをきちんと守ってもらうようにしましょう。そして日々、余力を残すということを意識することが大切です。仕事はじめの月曜だけ乗り超えられたらよいわけではありません。月曜から金曜にかけて、通勤し続ける必要があります。月曜よりは火曜、火曜よりは水曜と、日々、疲れは溜まっていきます。溜まる疲労が、休まないと回復しないレベルまで蓄積するに至ったら、明くる日は欠勤を余儀なくされてしまいます。金曜になっても休まなくても済むレベルまで、体力を温存するには、どうしたら良いのか、日々、意識してもらいましょう。

④姿勢制御

1日を5回繰り返して土日の2日休むと1週間になります。この1週間を52回繰り返すと1年になります。1年無事で過ごすためには、1週間1週間という単位が非常に大切になります。そのためには、体調が崩れたら、本書のどこまでで崩れたのか、メンタル不調者と一緒に確認することと「レジリエンス」という自己の回復力や復元力が戻ってきているのだと信頼して、態勢の立て直しを図ってもらいましょう。

［補足］：休業中からの体力向上がなぜ大切なのか、ここまで読まれた読者の皆さんはおわかりいただけたことでしょう。体力を高めておけば、ありあまる余力に、幅広い安全マージンが獲得されているため、復帰後の安心感に違いが出ます。休業中、無理をする必要はまったくありませんが、無理なく継続するためには、休業中からも、「なすべきを為す！」必要があるということになります。

⑤緊急時対応

姿勢制御が間に合わないという場合には、日曜日はだらだらと遅くまで寝坊しないようにさせてください。

早起き→積極的な外出による身体疲労→早寝を今一度、心掛けさせるとい

うことです。「アクティブレスト」より，体を疲れさせると寝付きは，自然に思ったよりも深くなるものです。誰でも経験がありますよね。体が疲れ切っている時には，眠ろうと思わなくても寝入ってしまった経験を。深い睡眠を確保することができたらできるだけ，疲れは多く解消できるものです。したがって，日曜日まで遅寝していると，月曜以降ずれた自律神経リズムと相まって，体調悪化が一気に進展しかねなくなりますので注意が必要です。

⑥この頃の心構え

この頃は，以下のような話をメンタル不調者にしてください。

休んでいた間の遅れを挽回したい，また，周囲にかけた迷惑を取り戻したい，そういった思いが無理を重ねることに結びつく場合があります。でも過去は変えようがありません。カーブで車が加速したら，下手したらガードレールを突き破って転落してしまいます。それは人生の変化点においても同じです。時間をかけてゆっくりで構いませんので，望ましい方向に人生の針路を転回させていきましょう。直線コースが来るまでは慎重に対応しましょう。スピードアップは直線コースに入ってからでよいのです。

⑦「リワーク」施設のアフターフォロー

イ：「リワーク」施設の中には，復帰後も通えるプログラムがあるところがあります。迷わず続けて利用してもらいましょう。

ロ：「リワーク」施設を使っていなかった場合でも，再発防止プログラムとして，「認知行動療法」に基づいた再発防止訓練を学べる場が用意されています。このプログラムを是非とも活用するよう提案しましょう。抑うつ性障碍になりやすい方には，実のところ，うつになりやすいクセがあある場合が多くあります。そのクセを修正しておけば，抑うつ性障碍や不安障碍といったストレス関連疾患にはなりにくくなれるのです。

⑧仕事との向き合い方

　復帰後も無事に仕事を続けられる時間が1カ月も2カ月も続く場合，残業したくなる気持ちが募る場合があるでしょう。中には，「同僚は遅くまで残っているのに，自分だけ早く帰るのは申しわけない」と，後ろ髪を引かれる思いをする方もいます。また，"生活残業"と言われるように，残業代目的で残業をしたくなる場合もあるでしょう。では，どういう状態になったら残業が可能なのでしょうか。それは以下になります。

　　イ：8時間分の仕事に従事したとしても，6時間で終えられるほどの余力
　　　　を残すことが可能であり，上司もそれを認めている。
　　ロ：土日に生活リズムがずれない。逆に，余暇に趣味や特技を深めるこ
　　　　とで，上手にリフレッシュすることができる。
　　ハ：食事をとる時刻や睡眠時間をはじめとした日常生活リズムが崩れて
　　　　いない。
　　ニ：主治医も許可を出している。
　　ホ：産業医や復職支援に長けた医師に確認しても，主治医と同じ意見が
　　　　出る。

　だいたい仕事に戻ったとしても最低で3カ月程度。平均すると6カ月は残業を避けた方が良いとされています。実のところ体も心も想像以上に疲れているものです。再発させずに，仕事をし続けられるという状態が目的のはずです。そのためにはあわてずに，これまで通りに為すべきを為すことをこころがけてもらいましょう。

人事労務担当者に提案した方が良い支援方法

①「職場復帰支援プラン」に則った支援が提供できているのかの確認を行ってもらいましょう。
②労働者の受け入れ先の管理者に日ごろから確認してもらう表としては以下が一例です。

所属		氏名		実施期間	年　月　日より　　　　　　　　まで	観察頻度	
注意事項等				従事業務			
記入方法	1. 観察内容の評価及び，その具体的状況を記入する 2. 評価基準は次の要領による 　A　問題なく出来ている 　B　おおむね出来ている 　C　若干支障はあるが，職場として受け入れられる 　D　職場で受け入れるには改善すべき点がある 　E　この状態では職場としては受け入れ難い 3. 時々，本人と話し合い，本人の感想や同僚の印象などを加えて観察者の感想を末尾に記入する事 4. この調書は，病気休業取得以前の上長と相談し，直属上長が作成し，組織の長へ提出すること						
勤務意欲	1. 就労に対して十分な意欲を示しているか （主観的見地）　　　　　　　（客観的見地）					A B C D E	
業務遂行性	2. 会社が定めた勤務時間の就労が出来ているか（遅刻・早退・欠勤等があった場合は，記入）					A B C D E	
	3. 通勤や作業等による疲労が翌日までに回復し就労継続できているか（居眠り，体調不良等があれば記入）					A B C D E	
	4. 職場で定められた規則・規律を守れているか（出来ていなければ具体的に記入）					A B C D E	

業務遂行性	5. 与えられた作業を理解し，予定通りにこなせているか（出来ていなければ具体的に記入）	A B C D E
	6. 同僚や上司，部下と協力できているか（孤立，情報の共有欠落等があれば記入）	A B C D E
	7. しごとの注意力・持続力が保たれているか（時々ぼんやりする，無用な離席等があれば記入）	A B C D E
	8. 病気休業以前と比べて，同程度に業務を遂行できているか 　理解力： 　作業効率： 　完成度：	A B C D E A B C D E A B C D E A B C D E
その他	9. 理解し難いような言動，態度はないか（具体的に記入）	A B C D E
	10. 対人関係でトラブルはないか（具体的に記入）	A B C D E
本人の意見・感想等 （直属上長が本人から ヒヤリングして記入）		
直属上長の総評 （上記個別評価を踏まえた 総合評価）	年　　月　　日　（直属上長氏名）	㊞
所属部長の意見	年　　月　　日　（所属部長氏名）	㊞

＊産業医面談調書に基づき，事業者が適応観察期間，および面接頻度を定め，直属上長等が定期的な面接を行い記録する。
　直属上長（記入）→所属部長（記入）→産業医（コピー保管）→総務部（原本保管）

ここでの医師の意見は，主治医ではなく産業医や精神科顧問医を示します。労働者当人より「残業を早くこなしたい」という要望が根拠なく出てきた場合には，この結果を家族や主治医に改めて相談することも検討してください。何しろ主治医は週に1度の間隔でしか会うことはできないのです。

③上司から良くない結果が届く時には，産業医や復職支援に長けた医師と頻回に連絡をとり，当人と面談してもらい，状況を確認してもらいましょう。

参考文献
厚生労働省：改訂　心の健康問題により休業した労働者の職場復帰支援の手引き．2009.
櫻澤博文：ストレスチェック面接医のための「メンタル産業医」入門．日本医事新報社，2016.
櫻澤博文：メンタル不調による休業からの復職支援ガイドブック．合同会社パラゴン，2016.
櫻澤博文：産業精神保健における実務的課題と解決策検討．精神神経学雑誌, 112 (5)；478-83, 2010.

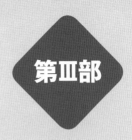
第Ⅲ部

メンタル不調の予防編

第10章 メンタル疾患に"ならない"工夫

ABC

【本章のねらい】

　交通事故発生はゼロにはできませんが，交通事故に遭わない工夫や起こさない方法はあります。また，交通事故にあった場合でも，シートベルトやエアバッグのように，悪影響を防止する手段があります。

　メンタル疾患による休職者についても，発生をゼロにすることは難しい現実（少子化・核家族・ネット社会等）があったとしても休職者を出さない工夫と，出たとしても影響を少なくする工夫ということで，根拠があり，かつ読者に説明しやすい内容を本章において以下に述べます。

1. 朝食(B：Breakfast)摂取，かつ内容は和食中心で

　朝食抜きは学力低下だけではなく，自覚的ストレスやうつ症状にまで及んでいた実態が文部科学省「平成22年度全国学力・学習状況調査」で明らかにされました。この国家的課題は家庭でいうならば収入減，企業レベルでいうならば，生産性と効率性低下として位置づけられます。

　では，どうして朝食を摂ると，自覚的ストレスを減らしたり，生産性を向上させることができるのでしょうか。朝食を摂ると消化という能動的な活動が体内で始まります。決して消化は受け身ではないのです。実際に，交感神経という"アクセル"役を担う神経活動が活発になります。そして体温が上

99

がります。すると，血管が広がります。その広がった血管を通じて，ブドウ糖という消化された栄養素が脳に届けられます。脳細胞や神経線維はブドウ糖がないと，焼けついてしまいます。届けられると働き始めます。朝食を摂らない空腹時間の延伸が生じてしまうと，その間は頭の働きが落ちてしまいます。加えて，元々ある自律神経リズムに，ずれが生じてしまいます。そのずれが大きくなると，1日24時間という自然のリズムに体がリズムをあわせられなくなり，『自律神経失調』というさまざまな体調不良が生じます。さらに夕食を食べる時刻が遅くなってしまうと，寝ている間に消化をしなくてはいけなくなります。消化が難しくなり，体に影響が出ること，想像できますよね。「ぐっすり眠った感じがしない」と，熟睡不良を感じる方に対して朝ごはんをきちんと摂る習慣があるか，または夜21時より前に夕食を済ませているか聴いてみてください。たぶん「いいえ」と答えるでしょう。

　ところで，本書でも再三繰り返していますが，和食は健康に良いと言われています。理由は和食だと，胚芽や糠を摂りやすいのです。胚芽や糠には『γ－オリザノール』という自律神経を安定して働かせる効果がある成分が含まれています。この『γ－オリザノール』には，体内の細胞や組織を安定させる抗炎症作用はじめ，多くの有益作用が認められています。例えば興和株式会社製造の「キューピーコーワゴールド」®シリーズには『γ-オリザノール』が含まれています。パン食を止めさせ，米食も胚芽米や玄米を選択してもらい，さらに味噌汁や納豆か豆腐にて麦や大豆の胚芽を摂取してもらう工夫は，難しくなく明日からすぐ実践できる改善方法なのです。

2. 魚介類摂取拡大

　魚を食べると頭がよくなるということ，耳にした方は案外多いのではないでしょうか。しかしその理由まではあまり知られていません。魚の油にはEPA（エイコサペンタノン酸）やDHA（デキサヘキサノン酸）というオメガ6脂肪酸が含まれます。このオメガ6脂肪酸は，運動をすることで，脳内で

『BDNF』という脳由来神経栄養因子に変わります。つまりは魚を食べて運動をすると、脳の栄養源が増えるという理屈です。朝食には煮干、鮭、メザシが似合います。他には、鰹節や煮干による出汁もそうです。和食中心を心掛けることで、自然と魚を食べる機会が増やせることをメンタル不調者に紹介すると良いでしょう。魚を積極的に食べて、メンタル疾患発症を防止してもらいましょう。

但し、食べるだけでは"メタボ"になるだけです。どうしたら良いでしょうか。次節をご覧下さい。

3. 運動機会確保（A：Aerobics）

日ごろから心身を鍛錬する習慣により、運動にはうつ病発生予防や治療効果があることが証明されていますが、多くの方には知られていないのが現状です。特に有酸素運動と言われる、脈拍は1分間に100前後の、きつくなく（指標：会話し続けられる程度のきつさ）、20分でも30分でも続けられる運動（指標：うっすらと汗ばむ位の負荷、家事や早歩きが好例）をすると、体にかかった負担を軽減するために、われわれの体は眠っていた細胞まで総動員させるようになります。それを続けていくと、全身の細胞は眠ることなく、細胞の一つひとつのレベルから活性化が高められるようになります。そして心身に同じ負担をかけても疲れにくくなります。その結果、ストレスへの抵抗や耐性が向上するのです。そしてこれには理由があります。細胞の一つひとつには、ミトコンドリアという発電機（原動機）が備わっており、運動を継続すると、そのミトコンドリアの発電力や駆動力を高めることが証明されています。つまりは、運動すると細胞の一つひとつの生み出す力を高めることが可能になるのです。それは身体疾患だけでなく、脳細胞が疲れ果て神経が焼けついたメンタル疾患に罹った方でも同じです。運動をさせることで、脳細胞の生み出す力を高め、新たな神経線維を構築しなおすことが可能になります。

その他にも運動にメンタル疾患を治す働きがある理由は検証されているこ

となどもメンタル不調者に紹介すると良いでしょう。たとえば，運動すると筋肉から筋肉由来内分泌因子（マイオカイン）が分泌されます。このマイオカインは精神機能に好影響を与えています。自らの意志で，自らに辛いことを課し続けなければ心身は鍛錬されません。克己心なくしてはより高い負荷に耐えて限界を超える努力を繰り返す行為はできないでしょう。このように運動には，ストレス耐性を強化する効果もあり，その効果についても実証されています。数年の間運動を続けているグループは，そうではないグループより8割もうつ病発症が少なく済んでいたことから，うつについても予防効果があるという群馬大学研究班による研究成果が出ています。

トレーニングの成果は，所要時間や回数など数値に明確に現れます。そしてこれらの克己心練成機会の継続によって「やればできる」という，いわば対処可能性という精神的な自信が強化されることに読者の皆さんも同意されることでしょう。

さらにスポーツとなると，一人ではできずチーム力が問われる種目があります。球技・リレー・メドレー等，チーム一丸となって勝利という共通の目標に打ち込み続けるためには，入念な計画づくりからお互いのコミュニケーションまで，組織運営力が求められます。企業が体育会系出身者をこぞって採用する理由はここにあるのかもしれません。

4. 喫煙（C：Cigarette）からの卒業

タバコは嗜好品ですが，喫煙という行為は『ニコチン関連障碍』という立派な精神科で治療すべき対象となっている病気です。また自死にまで影響するので嗜好品ではなく"死向品"とも言われています。何しろ健康に良いと信じて吸っている人は誰もいないでしょう。からだにも財布にも悪いと知っていながらすることは，いわば自死行為です。

今は，禁煙外来に通うことで服薬によって喫煙から容易に卒業できる時代です。実際，卒煙すると以下の抑止効果が期待できます。

睡眠障碍	57%
抑うつ性障碍（いわゆるうつ病）	56%
不安障碍（いわゆるパニック障碍）	75%
自死	46%

　ここで喫煙する時間について着目してみましょう。喫煙している間，魔法のように仕事が処理されるはずはありません。そこで1本につき10分，勤務時間が浪費されると仮定します。職場で10本吸うとしたら，10分×10本となり，100分も労働時間が浪費されることになります。その結果，会社は残業代という割増賃金を支払う必要も出てきます。喫煙のためにその労働者が席を立っている間，代わりに電話応答をせざるをえない同僚が感じている不公平感も解消可能になります。

　ここである人が1日につき20本，吸っていると仮定してみましょう。
　10分／本×20本／日×365日より73,000分，その方は1年のうち喫煙のためにこれだけの時間を浪費しています。
　73,000分とは何日でしょうか？　なんと50.7日になります。合計すると朝から晩まで50日以上，喫煙のために時間が浪費されている現実があるのです。卒煙すれば，このようにもったいない人生を送っている現実を解消できることになります。

　タバコ代も1年単位で考えると高額になります。1日420円のタバコを1箱吸っている人の場合は420円／日×365日より15万3,300円になります。考えてみましょう。年あたり15万と50日もあれば語学や新たな趣味を極めるのによい元手になりませんでしょうか。

第11章 〈うつ〉を"出さない"工夫
DEF

1. 健康診断(E：Examination)後の事後措置の実施

　健康診断結果に対して医師は受診者一人ひとりの健康状態について単にその医学的評価を行うだけではなく，どんな支援が必要なのかということを詳しく健康診断結果票に記載するものです。健康診断は受けてもらったらそれで終わりではありません。会社側は，産業医に対して改めて健診結果を確認してもらい，たとえば被験者に治療が必要と判断できるのであれば，休んででも治療を受けさせるという支援ができます。治療をきちんと受けることで次の年にはより良い診断結果が期待できます。なお，健診結果を考慮せずに働かせ続ける行為は，無理に労働提供を強いていることと見なされ，それは法律違反になります。具体的には，労働安全衛生法第66条の4，同第66条の5，同第66条の7に違反します。一方，産業医側でも，健診結果を知り得る立場にいるにもかかわらず，きちんとした対応をとらない場合には，民法でいうところの善管注意義務を怠ったと見なされたり，故意責任が問われたりする場合があります。

　なお現在わが国では，特定健康診査の受診率は平成24年度33.7%，平成25年度34.3%（いずれも速報値）と芳しくありません。自身の健康情報を確認していない方には，きちんと受診させることが大切です。

2. 健康診断でわかるメンタルに悪影響が出る病気

（その1）糖尿病（D：Diabetes）

　糖尿病の三大合併症の一つには神経症があります。しかし，糖尿病患者には神経に障碍が生じる可能性があることから，メンタル疾患にもなる可能性があるということは案外知られていません。実際問題，糖尿病患者のうちうつ病の生じる確率は一般の約3倍にものぼり，その9～27％が何らかの精神医学的治療の対象となり，10年間の追跡調査によると，うち半数が何らかのメンタル疾患に罹ってしまっていたという研究報告があります。また，糖尿病にかかっていると，うつ病の再発リスクは70％以上もあります。うつ病はさらに5年間で平均4回も再発していた事実があります。糖尿病に限らず血糖値が高い状態にさらされ続けていると，神経細胞は常に興奮させられ続けています。つまりは神経細胞は休む暇がなくなり，疲労回復が図られません。実際，糖尿病患者は不眠に悩む割合がという結果が多数確認されています。健診で糖尿病と判断されたら，現代は教育目的の入院まで提供されている時代です。社員に休暇を与えてでもこの教育入院を受けることを勧めるべきだと言えます。

3. 健康診断でわかるメンタルに悪影響が出る病気

（その2）メタボリック症候群（いわゆるメタボ）

　メタボリック症候群とは，糖尿病になる一歩手前をあらわした概念であり，2006年から始まった特定健康診査や同保健指導の対象疾患になっています。7年間の経過を追った研究では，メタボリック症候群にかかった患者は男女共に，そうではない方々と比較するとなんと2.2倍もうつ状態が多かった結果が示されていました。では，メタボ予防にはどれだけうつ状態発生を防止できる効果があるのでしょうか？

答えは以下の通りです。

$$2.2 - 1 \div 2.2$$
$$= 1.2 \div 2.2$$
$$= 0.545$$

以上により，55％近いうつ状態抑止効果が期待できるのです。

メタボにさせない食生活の工夫とは，どうすれば良いのでしょうか。Suzukiら（2016）によると，夕食を摂る時刻を21時までに終わらせることでした。21時以降の夕食が避けられない場合には，あえて食べさせない工夫が有用とのことでした。

4．熟睡確保（F：Fall asleep or stay asleep）

メンタル疾患と関連性が高い不眠の背景には3ケタもの理由があります。不眠症という病気ではないにもかかわらず，不眠症として対処や治療をしてしまうと，逆に睡眠障碍を悪化させる場合も少なくありません。

しかしながら，これまで述べた運動を通じたメタボ対策や糖尿病治療を行うと，熟睡効果が得られることがわかってきています。運動をしてスッキリ，シャワーや入浴にてサッパリ，その後の睡眠はグッスリという"スッキリ・サッパリ・グッスリ効果"を誰しも経験があるでしょう。理由は単純明解です。2．健康診断でわかるメンタルに悪影響が出る病気（その1）糖尿病（D：Diabetes）（前頁）で述べましたが，血糖値が高いと体は興奮してしまいます。運動すると血糖値が下がります。すると，体は鎮静化作用が得られるからなのです。

第12章 管理職教育の実施
3G

1. 管理職による部下の管理力強化（guard）

　〈心の病〉を発症させない工夫や症状を出させない工夫を知ってもらうためにも，そして症状にどう対処したら良いのかを学ぶ機会を設けることが大切です。いわゆる「メンタルヘルス指針」にて管理職による支援は，医療職による支援と同等なほど，大切だとされていることからも。管理職を対象に社内教育を行っておけば，**対応力の強固化（guard）**が可能です。

　社内教育に必要十分な情報と対応の仕方が掲載際された小冊子は，以下が電子書籍化されています。

楽天kobo：『メンタル不調者と支援者のための休職・復職　ガイドブック復職後も元気に働き続けるために』
http://books.rakuten.co.jp/rk/ad02d5575ac33cbaa715d6eab1d9a22a/?scid=af_sp_etc&sc2id=348217479

アマゾンKindle：『ストレスチェック制度対応
　メンタル不調者と支援者のためのガイドブック』
http://www.amazon.co.jp/dp/B01D1495FW

2. 管理職に変化サインを把握してもらいましょう (gauge)

　管理職の方は日々，労働者と顔を合わせる機会がある職場の最前線に立っています．労働者と日々接する状況にあるので，軽微なレベルから，**部下の変調を把握（gauge）**しやすい立場にいることになります．

　そこで以下に把握可能な労働者の変調についてまとめますので，衛生委員会にて紹介し，日々の健康管理に邁進してもらいましょう．

〈把握可能な変調〉
- 笑顔が見られなくなる．
- 視線を合わせることがなく，伏し目がちになる．
- 集中力が低下して仕事の能率が落ちる．
- 仕事のミスが増える．
- イライラしがちで，ちょっとしたことでも腹をたてるようになる．
- 物事に対するちょっとした決断ができなくなったり，判断に時間がかかるようになる．
- なんでも悪い方に考えたり，捉える．
- 自分を責めたり，他人に責任転嫁しがちになる．
- 仕事中に居眠りするようになる．
- 身だしなみに気を使わなくなり，美容衛生面がルーズになる（ひげ剃りがされてなかったり，しわがよったシャツを着ていたり，体臭がしたり……）．
- 遅刻や早退が頻繁にみられるようになる．
- 新聞や定期購読雑誌を読まなくなる．
- 机の上や作業場が散らかっていることが多くなる．
- 「眠い」「疲れた」とよく言っている．
- 「食欲がない」「砂を嚙むようだ」と言う．
- 声をかけると「心配ない」「大丈夫だ」と，か弱い声で答えるので，かえって心配が募る．
- 無断欠勤する．

- 「休むと、かえって仕事がたまる」「私がやらないと、誰もやってくれない」と、周囲の心配をよそに、無理に出勤しようとする。

〈衛生委員会での紹介トーク例〉

　こういったサインがみられる背景にあるメンタル不調の代表が〈うつ病〉と呼ばれる抑うつ性障碍です。さまざまなストレスの多い現代社会、誰でもかかりえる病気です。ストレスによる脳の疲れが、土日祝日のような休日を経ても回復せず、月曜以降、疲れがたまった脳に対して新たなストレスが降りかかることを想像してください。こういった生活が続くと、こなすべき仕事・家事・勉強の量に対して、処理量が追い付かず、ますますストレスが加わり、いつかは心が破綻状態に陥るということを皆さんも理解できるでしょう。

　そこでメンタル不調の代表である「抑うつ性障碍」を例にどのような症状が出るのかについて解説してみます。

〈抑うつ気分〉
- 気分が落ち込む
- 毎日のように、ほとんど一日中憂うつな気分が続いている（最低2週間以上）★。
- 悲しい気持ちになる。
- 自分に希望が持てなくなり、いなくなってしまいたいと思う。
- 自分は価値がない人間だと思う、自分が悪い・自分の責任だと罪の意識を感じる。
- 仕事、家事、勉強などに集中できない、あるいは物事への決断や判断が難しいと感じる。
- この世から消えてしまいたい……死ねばよかったと考えてしまう。

〈不安・焦燥感〉
- いつもなんとなく不安である（理由のない不安感が持ち上がる）。
- 居てもたってもいられない（理由がない焦りの気持ちが湧きあがる）。

〈意欲の低下〉
- これまでは楽しかったことを楽しめなくなり，興味が持てない（最低2週間以上）★。
- 友人や家族と話すのも面倒で，話していてもつまらない。
- 洗顔や着替え，食事といった基本的なこともするのがおっくうである。
- 新聞，雑誌を読む気がしない，テレビを見る気がしない。

〈睡眠の乱れ〉
- 夜，寝付けない，夜中に目が覚めてしまう。
- 朝，目覚ましよりも早く目が覚める。
- 寝た気がしない，あるいは寝すぎる。

〈食欲の低下または増加〉
- 食欲がない。
- 何を食べてもおいしくない。
- ダイエットをしているわけでもないのに，体重が1カ月で数キロも減った，または逆に食欲が増して体重が増えた。

〈疲労・倦怠感〉
- からだがだるい。
- ひどく疲れる，疲れやすい。
- からだが重い。
- からだがいうことをきかない。

〈ホルモン系の異常〉
- 月経不順。
- 性欲低下。
- 勃起障碍。

〈からだの症状〉
- 頭痛，肩こり，腰痛，背中の痛みなど，さまざまな部位が痛む。
- 便秘，または下痢しがちである。
- 心臓がドキドキしたり，息苦しくなったり，のどが渇く。

★をつけた症状には「最低2週間以上」という条件があります。米国精神医学会が決めたうつ病の診断基準ではそれらが1カ月以上続くと，「抑うつ性障碍」という，つまりはうつ病だと診断できます。

うつ病の症状とは，「インフルエンザにかかった時のような体の重さ，鈍さ，思い通りにいかない，意欲ゼロ感，寝込んでいたい感が連日連夜続くようなものだ」と述べた方がいました。これらの症状が最低2週間，実際には1カ月も，しかも毎日のように，かつ朝から寝ている間まで一日中続くことを想像してみましょう。そんなに苦しいと，将来に希望も展望も持てなくなるくらい，明日，生きていくことさえも辛く，死んでしまいたい！と思いたくなる気持ちが理解できるでしょう。

3. メンタル不調者の通院支援（guide）

前述の症状を示しているメンタル不調者の場合，本人は外出することさえ辛く，病院に行くことさえおっくうに感じているものです。しかも病院は困ったことに，通院させようと電話してもすぐに予約のとれるところばかりではありません。

予約なしに通院した場合には，その日のうちにすぐ診てくれないクリニックさえあります。診てくれる場合でも何時間も待たされることは当たり前です。平成26年10月の厚生労働省「患者調査」による「抑うつ性障碍」の総患者数は111万人にも上っています。統合失調症，統合失調症型障碍及び妄想性障碍は77万人です。対して，精神科医は約1万4,000名しかいません。しかも精神科医が対象としている病気には認知症，依存症，自死未遂者……現

実の大変さはおわかりになりましょう。したがって「把握可能な変調」が出た段階でスクールカウンセラーをはじめとした学校関係者や人事労務担当者に相談してもらう必要があります。スクールカウンセラーや人事労務担当者からすれば、学校医や産業医がいれば、即座に対応を相談したら済むのですが、もし学校医や産業医がいなくても、以下の対応をとれば心配ありません。それは、保護者や配偶者を筆頭とした緊急連絡先に記載があるご家族への情報通知です。ただ、家族に通知する場合には気をつけることがあります。学校医や産業医に相談していない限り、「病気が疑われるので」という話はしないでください。病気かどうかを判断するのは医師にしかできません。できないのに診断すると、「病人扱いされた！」といった不満感を与え、後にしこりを残してしまう場合があります。そこで支援者が確認できる「把握可能な変調」のうち、定量化しやすい内容を次に記載しますので、これらをより具体的に管理職より数値で表現してもらうようにしてもらってください。

- 学業や仕事の能率低下。
- 増えた勉強や仕事のミス。
- イライラしがちで、ちょっとしたことでも腹をたてている状況。
- 決断力低下。
- 悪い方に考えたり、捉える傾向。
- 自分を責めたり、他人に責任転嫁しがちになった実際。
- 授業や仕事中の居眠り。
- 整容不足。
- 遅刻や早退しがちな現実。
- 新聞や社内回覧雑誌、書類の停滞。
- 机の上や作業場の散乱。
- 「眠い」「疲れた」といった発言に代表される意欲の低下。
- 無断欠席や無断欠勤。
- 声をかけると「心配ない」「大丈夫だ」と、か弱い声で答えるので、かえって心配を募らせているという現実。

- 「休むと，かえって仕事がたまる」「私がやらないと，誰もやってくれない」と，心配をよそに，無理に出勤しようとするため，周囲をも困らせる状況。

　数値で定量化された上記内容を根拠に，スクールカウンセラーや人事労務担当者は「学校・会社として，当人の体調を心配していて，無理に勉強や仕事をさせられる状況にない」という旨を家族に伝えてください。その上で，家族に体調不良を改善する方法を選択してもらうようにしてください。その際には，本書を読んでもらうと，家族もどんな対応を今後とったら良いのか明確なので，安心感が違ってきます。

　以下の生活記録表を支援者はつけ始め，かつ通院時に主治医に提示することで，どう，本人を病院に連れてきたら良いのか，臨床的な知恵を得ることが可能になります。

生活記録表

　　年　　月

	月	火	水	木	金	土	日
0:00							
1:00							
2:00							
3:00							
4:00							
5:00							
6:00							
7:00							
8:00							
9:00							
10:00							
11:00							
12:00							
13:00							
14:00							
15:00							
16:00							
17:00							
18:00							
19:00							
20:00							
21:00							
22:00							
23:00							
0:00							
体調							
気分							
熟睡度							
食欲							

日々，その日の体調，気分，熟睡度，食欲といった項目について，一番良い時をプラス10。一番悪い時はマイナス10で記録し始めてもらいましょう。

一般的に通院を促しやすくするメンタル不調者への言葉かけは以下になります。

「一緒についていくから」

「医者から，『心配ない』と言ってもらったら，あなたも，みんなも，安心するよ」

以上の声掛けをしながら，一緒に通院（同伴通院といいます）してください。

抑うつ性障碍になると判断力や決断力が低下しますので，調子が悪くても，決められた日時に通院できるよう支援してください。具体的には，調子が悪くても通院するにはどうしたらよいのか，たとえばタクシーを呼ぶといった早め早めの支援を提供することになります。

> **TIPS** 同伴通院のメリットとは
>
> 1) 同伴通院のメリットの一つは病気で落ちてしまった考える力や表現力を補えることです。いつから，どんな症状が出ているのか整理するのが辛かったり，特定の症状に敏感になったり，逆に鈍感になっている症状については主治医に伝えられません。それらをより客観的に伝えることが可能です。
> 2) 二つ目は治療内容や方針，回復に要する期間を正確に把握しておくことで，理解力が低下した本人の支援が可能になります。どのような支援が必要なのか，適切なアドバイスが得られます。
> 3) 三つ目は通院しづらさの解消です。メンタル不調者は行き慣れていない道を歩くだけでも不安になります。待合室で一人，待っているだけでも心細くなります。本当に治るのだろうかといったおそれが心を苦しめます。そういう時の支えになれるのです。
> 4) 四つ目としては，医師からの治療内容を，より良いものにする場合があります。何しろ忙しい外来の中，医師は限られた診察時間において判断を下さないといけません。患者さん本人からの断面写真的な情報だけではなく，家族や会社からのより多い情報があった方が，より的確に状況を医師は確認できます。このように主治医側の苦悶をも解消できるメリットがあるのです。
>
> 同伴通院には，家族や友人だけでなく，学校や会社の方もできれば同行してもらうと良いでしょう。うつ病の治療は長期戦です。支援者が多いほど，一人当たりの負担は少なくなります。なお，同伴通院の際にはこれまでに述べた本書に基づいた支援をすることも主治医に伝えておくと良いでしょう。

4. 食生活の工夫 ──H──

　良い食生活（Habit）を持つことが，〈心の病〉の発症防止にも良いことがわかってきています。

　いわゆる"メタボ健診"こと，特定健康診査の調査票を通じた研究結果から，夜遅い摂食行動とメタボリック症候群（いわゆるメタボ）とは関係性の

あることが確認されています。「夜遅い摂食行動」と「食べ過ぎ」、「自覚的ストレス」との関係を検討したことがありました。「21時以降の摂食」と「食べ過ぎ」とは、年齢・役職・業種を調整したところ、オッズ比が2.41（95％信頼区間；1.37-4.24）という結果が確認されました。すなわち21時以降に夕食を摂る生活をしていると、21時より前に夕食を済ませる場合より2.4倍も食べ過ぎてしまっている結果になります。自覚的ストレスがある方は、2.21倍（95％信頼区間；1.26-3.85）も食べ過ぎてしまうことも実証されています。つまり、21時過ぎの夕食も、ストレスの自覚の双方とも「食べ過ぎ」を引き起こすことが明らかになりました。「自覚的ストレス」があると回答した者と、ないと回答した者のストレス解消状況を調査したところ、「自覚的ストレス」がないと回答した者の方が、旅行や外出といった積極的な気分転換を行っていました。積極的な気分転換を行わない方は、食べ過ぎることでストレスを解消しているという、いわゆる〈ヤケ食い〉が科学的にも存在することが証明されたといえます。

　日本人男性勤労者1,215人を対象とした研究によると〈メタボ〉体形の男性は、そうではない者に比して抑うつ性障碍がオッズ比で1.91倍（95％信頼区間；1.01-3.60）も増加していました。すなわち、抑うつ性障碍の発症を低減するには肥満防止が必要だということになります。そのためには21時より前に夕食を摂らせることか、21時過ぎてから夕食を摂らざるをえない場合には、食べ過ぎ無いような環境づくりの推進に加え、ストレスに対する個人レベルでの対処能力を高める必要があります。なお、行動科学に基づいた好ましいストレス解消方法とは、自分にあった趣味を持ち、その積極的な実践によって気分転換を図ることといえます。

第13章 ストレス解消に効果のある健康増進支援

I

【自律訓練法】の紹介

　ストレスを解消させ、〈心の病〉になるリスクを下げられるという科学的根拠のある健康増進支援（i：intervention）に、「自律訓練法」があります。

　「自律訓練法」は自分自身だけで実践可能な、かつストレス解消効果が科学的にもあることが知られたリラクセーション法です。アクセル役である交感神経とブレーキ役である副交感神経で構成される自律神経系を言葉（言語公式）とイメージ（受動的集中）によって自己コントロールし、過緊張した交感神経を沈静化し、逆に副交感神経を賦活化することで自律神経系のバランスを回復させる効果があります。

　一種の自己催眠法で、慣れない方でも40分程度、慣れるとわずか数分のうちに全身をリラックスさせることができ、心身の疲労を解消する効果が得られます。

1）言語公式

　いつも同じ言葉を使うことで暗示効果が高まり、自己催眠に入りやすくなります。たとえば、「両手（両足）が重たい」と言葉を繰り返しますが、「両手（両足）が重たくなる」とは決して言いません。この語尾の違いが自律訓練法の大きなポイントです。

2) 受動的集中

　からだに意識を向け，からだのその状態をただ感じるようにする工夫を受動的集中と言います。

　「両手が重たい」「両手が温かい」といった感覚は，あくまで受動的に感じるようにします。そして，感覚が得られるまでただ待つこと，イメージを受け取るようにすることが大切です。意識的に手を重くしようとしたり，重たく感じようとすることは逆にストレスになるので禁止です。

3) 準備

　できるだけ，静かで落ち着ける場所で行いましょう。ゆったりした服装で，椅子やソファーに腰掛けるか，または，両脚，両腕をやや開いて仰向けに寝ましょう。ベルトや時計，ネクタイなど，からだを締め付けるものは外したほうがより効果的です。トイレは先に済ませておきましょう。

4) 姿勢

座位の場合：両手を軽く腿のうえにおいて，椅子に深く座ります。浅くは腰掛けてはいけません。天井から頭が，頭頂部より紐で吊り下げられているようなイメージで，背中を自然に真っ直ぐ伸ばします。肩，背中，腰の力は抜きます。腰は反らしません。

　足の裏を床にぴったりつけましょう。

寝て行う場合：両脚，両腕を軽く開いて，仰向けに寝ます。全身の力を抜き，背中ができるだけ床にペッタり着くように意識すると良いでしょう。

5) 公式

　自律訓練法は，上手にリラックス状態を引き出すために，やり方が公式として編成されています。「背景公式」と「第1公式」から「第6公式」までの6つの公式で成り立っています。まず「背景公式」によって気持ちを十分に落ち着けるようにします。次に第1公式では手足の「重さ」を感じ，第2公式では手足の「温かさ」を感じるようにします。公式1つにつき3分〜5分程

度が実施の目安です。各公式を行うときは、いつも同じ言葉を使うようにします（「言語公式」とも言います）。

たとえば、第1公式では、「右手が重たい」と心のなかで数回唱え、右手の「重さをただ感じる」ようにします（受動的集中）。この2つが大きなポイントです。そして、第2公式から第6公式も同様に行います。

6) 背景公式

ゆったりした姿勢で深呼吸をして、気持ちを落ち着けていきます。呼吸は負担にならない程度に、ゆっくり深く。息をゆったり吐きながら、全身をリラックスさせます。気持ちが落ち着いてきたら、軽く目を閉じて「気持ちが落ち着いている」と心の中で数回唱えます。十分に気持ちが落ち着いたら、第1公式に入りましょう。

7) 第1公式（四肢の重感）：手足が重たい

気持ちが落ち着いてきたら、第1公式です。最初は利き手側のみに意識を向けて、仮に利き手が右手だとすると、その右手の重さをただ感じるようにしましょう。同時に、心のなかで「右手が重たい」と唱えます。手には重さがあります。肩や腕の余分な緊張が抜けて、からだの微妙な感覚を意識できるぐらいリラックスすると、右手の重さを感じられます。

次に「左手が〜」「右足が〜」「左足が〜」と順番に重さを感じるかどうか確認していきます。手や足の重さを感じることに集中すると、それらの重さに比例して気持ちの落ち着き具合も深まります。慣れてきたら「両手が重たい」「両足が重たい」と同時に行ってもかまいません。第1公式を数分やってみて重さやリラックスした状況が感じられなくても、時間が3〜5分経過したら、次の第2公式に移りましょう。方法は第1公式と同じですが、今度は「温かさ」を感じます。

8) 第2公式（四肢の温感）：手足が温かい

　利き手が右手だとすると，その右手の温かさをただ感じるようにしましょう。同時に，心のなかで「右手が温かい」と唱えます。肩や腕，手の余分な緊張が抜けると，交感神経という緊張させるアクセル役の神経活動が落ち着き，逆に副交感神経というリラックスを促すブレーキ役の神経が賦活化され，リラックス状態が強化されます。すると，血管の緊張が緩み手の血流量が増大するため，右手の温かさが感じられるようになります。

　次に「左手が〜」「右足が〜」「左足が〜」と順番に温かさを感じるかを確認していきます。手や足の温かさを感じることに集中すると，それらの温かさの感じ方に比例して気持ちの落ち着き具合も深まります。この公式も他の公式と同様，3分〜5分かけて実施しましょう。第1公式よりも第2公式のほうが感じやすいという人もいます。最初はこの2つの公式だけにチャレンジし，できるようになれば，第3公式以降に進みます。

9) 第3公式（心臓調整）：心臓が静かに打っている

　「心臓が静かに脈打っている」と唱えながら，心臓の拍動を感じましょう。リラックスした状態では，心臓は静かに打っているものです。それをただそのままに感じることで，さらに深くリラックスした状態が導けます。

10) 第4公式（呼吸調整）：楽に呼吸している

　リラックスした状態では，楽に深い呼吸をしているものです。「楽に呼吸している」と唱えながら，呼吸状態をそのままに感じることで，さらに深いリラックスが誘導できます。

11) 第5公式（腹部温感）：お腹が温かい

　リラックスした状態では，副交感神経の賦活化作用より，消化吸収作用を高めるために腹部の血管が拡張し，実際に腹部に温感を感じるようになります。その実際を感じることで，さらに深いリラックス状態が確保できます。

12) 第6公式（額涼感）：額が心地よく涼しい

深いリラックス状態に到達すると，手足や腹部の温感に付随して，頭部——特に額部においては——涼しい高原で爽やかな微風を受けているような感覚が得られます。この状況をありのままに感じることで，究極のリラックス状態が得られます。

13) 注意事項

理想としては，朝，昼，夜と1日3回実施することが望ましいのですが，現実的には難しいかもしれません。気楽に，ちょっとした合間があれば，試してみてください。寝つきが悪いときには，特にお勧めです。寝付けるまで何度も繰り返すと良いでしょう。できるようになると，すべての公式を順番に実施しなくても，ほぼ同時に体感できるようになります。最後に「消去動作」を行って，気分をスッキリさせましょう。

14)「消去動作」

自律訓練法を終えるときは，最後に「消去動作」を行って自己催眠状態から醒めてください。気分がスッキリします。むろん，寝付いた場合には不可能ですから無用です。

- 両手を強く握ったり，開いたりする。
- 両手を組んで大きく伸びをする。
- 首や肩をよく回す。
- 自分なりに回旋したり，肩を回したりとからだをほぐすことも，以上の自己催眠状態から上手に覚める方法です。

参考文献

赤松利恵：勤労者におけるストレスと生活習慣の関係．第72回日本公衆衛生学会総会シンポジウム14，科学的根拠に基づいた公衆衛生政策の推進——精神保健版．2013．

Breslau N, Klein DF：Smoking and panic attacks: an epidemiologic investigation, Arch Gen Psychiatry, 56 (12)；1141-7, 1999.

Cotman CW, Berchtold NC：Exercise: A behavioral intervention to enhance brain health and plasticity, Trends Neurosci, 25（6）；295-301，2002.
堀川直史：糖尿病とうつ病の関係．日本医事新報, 4352；92-93，2007.
Iwasaki M, Akechi T, Uchitomi Y, Tsugane S：JPHC study Group, Cigarette smoking and completed suicide among middle-aged men: A population-based cohort study in Japan. Ann Epidemiol, 15（4）；286-292，2005.
川端裕人，三島和夫：8時間睡眠のウソ，日本人の眠り，8つの新常識．日経BP社，2014.
Koponen H, Jokelainen J, Keinanen-Kiukaanniemi S, Kumpusalo E, Vanhala M：Metabolic syndrome predisposes to depressive symptoms: A population-based 7-year follow-up study, J Clin Psychiatry, 69（2）；178-82，2008.
京都禁煙推進研究会：新版さよならタバコ卒煙ハンドブック．京都新聞企画事業，2007.
McNamara RK, Carlson SE：Role of omega-3 fatty acids in brain development and function: Potential implications for the pathogenesis and prevention of psychopathology. Prostaglandins Leukot Essent Fatty Acids, 75（4-5）；329-49，2006.
溝下万里恵，赤松利恵，山本久美子，武見ゆかり：メタボリックシンドロームと生活習慣および体重変化の関連の検討．栄養学雑誌，70（3）；165-172，2012.
Nakata A, Takahashi M, Ikeda T, Hojou M, Nigam JA, Swanson NG：Active and passive smoking and depression among Japanese workers. Prev Med, 46（5）；451-456，2008.
日本糖尿病学会編：科学的根拠に基づく糖尿病診療ガイドライン2010．南江堂，2010.
西山緑：朝食欠食者のライフスタイルと健康状態に関する検討．日本医事新報, 4360；69-72，2007.
Paffenbarger RS Jr, Lee IM, Leung R：Physical activity and personal characteristics associated with depression and suicide in American college men. Acta Psychiatr Scand Suppl, 377；16-22，1994.
西城有朋：精神科医はなぜ心を病むのか．第9章　精神科医に頼らず出来ること，注目を浴びる運動療法．PHP研究所，pp.211-215，2008.
櫻澤博文：精神疾患発生予防と発生後の復元力を高める方法について．研究者・技術者のうつ病対策，（株）技術情報協会, pp.147-152，2013.
櫻澤博文：科学的根拠に基づいた精神保健政策の推進．安全衛生コンサルタント，34（111）；54-57，2014.
佐々木誠ら：自律神経失調症及び頭部外傷後後遺症に対するγ-Oryzanol（γ-OZ錠）投与の臨床的知見．臨床と研究，41；347-51，1964.
Skomro RP, Ludwig S, Salamon E, Kryger MH：Sleep complaints and restless legs syndrome in adult type 2 diabetics. Sleep Med, 2（5）；417-422，2001.
鈴木亜紀子，赤松利恵：職場における食環境と勤労者の食生活．第264回日本産業衛生学会関東地方会例会シンポジウム．2014.
Suzuki A, Sakurazawa H, Fujita T, Akamatsu R：Overeating at dinner time among Japanese workers: Is overeating related to stress response and late dinner times? Appetite, 101；8-14, 2016.
Suzuki A, Sakurazawa H, Fujita T, Akamatsu R：Overeating, late dinner, and perceived stress in Japanese workers. Obesity Research & Clinical Practice, 10；390-398, 2016.
鈴木庄亮：生活と健康——人と仲良く，体はまめに，心は楽しませて．産業医学ジャーナル，30（3）；61-63，2007.
Takeuchi T, Nakao M, Nomura K, Yano E：Association of metabolic syndrome with depression and anxiety in Japanese men. Diabetes Metab, 35（1）；32-36, 2009.

山本ケイイチ：仕事ができる人はなぜ筋トレをするのか．第1章　筋肉はビジネススキル——筋トレはメンタに効く，第9章　筋トレで学ぶ成功法則——精神と筋肉に共通する成長原理．幻冬舎新書，2008.

Wetter DW, Young TB：The relation between cigarette smoking and sleep disturbance. Prev Med, 23（3）：328-334, 1994.

TIPS　ストレスチェックとは

　2006年から実施されている「長時間労働者に対する医師による面接指導制度」によって，これまでは月あたりの超過労働時間数が100時間等の長時間労働に従事していた労働者しか医師による面接制度は希望できませんでした．

　それが2015年12月から一定規模以上の企業の労働者は，長時間労働に従事していなくても，ストレスチェックの結果，ストレスが高いと判断されたら，医師による面接を受けることが可能になりました．

　「ストレスチェック」とは，労働者の心理的な負担の程度を把握するための検査です．

　そしてストレスチェックの結果と全国統計とを比較検討することで，その企業や部署という集団の，いわゆる"働きやすさ？　という視点からみた，全国での立ち位置まで把握できるようになりました．

　つまり，どのような対策を執ったら，その企業集団は働きやすくなるのかまで考察し，対策を企業が講じることで，その企業の職場環境の改善がはかられます．

　以上において重要な働きをするのが「産業医」です．この世界でも類まれなこの心身両面における健康診断の法的義務化により，わが国の労働者は，心身両面の不調や失調を未然に防止できることが期待されます．

　これら労働者に対する心身両面への健康支援と，働きやすく活力あふれる快適な職場環境の形成支援にて病気や怪我が減るだけではなく，前向きに仕事に取り組む労働者が増えることで，生産性向上にも寄与できるでしょう．

　企業側にとっても朗報です．企業価値と社会的評価の向上から，広く社会から信頼と尊敬を受けるような立派な会社になれば，人材難の時代であっても労働力確保も容易になりえるからです．

参考：さくらざわ博文：もう職場から"うつ"を出さない！．労働調査会，2016年11月

第IV部

疾患別対応編

第14章 疾患鑑別法と効果的な投薬治療

1. 病状を見分けるための質問法

病状を鑑別する質問方法を三つ紹介します。

①PIPC (Psychiatry In Primary Care)

「PIPC」は，精神科外来以外にも来訪することの多い精神科疾患罹患患者を，精神科医以外の医師が病状を判断できるよう基本的な診察方法を学ぶことができるように体系化されたプログラムです。米国内科学会（ACP）総会で2002年より行われている教育プログラムに改変が加えられ，日本には2007年より導入されています。精神科に関する基礎知識がない医師でも受講翌日から心療内科診療に一歩を踏み出せるようなカリキュラムで構成されています。非精神科医を精神科医に仕立て上げる訓練ではなく，日頃の専門医療に従事しながらも，時より訪れる精神科的対応が必要な患者への対処を適切に行えるような知識や技能を提供するようにデザインされた学習プログラムで構成され，年に10回程度，全国各地でセミナーが開催されています。そこでは初診は30分，再診でも15分程度で済ませられるような奥義や自殺防止策が伝授されます。薬剤師や看護師向けのセミナーも開催されています。「仔細は「PIPC研究会」http://pipc-jp.com/ を参照してください。

そのセミナーで配布された「MAPSO問診シナリオ〈Concise〉2011年7月版」を元に解説や補足を加えるならば以下のようになります（MAPSOとは，Mood, Anxiety, Psychosis, Substance disorder, Otherの頭文字の略です）。

【主訴】
最初に訊いてはいけません。問診表などで確認すること。

【既往歴】
「今までに，かかった内科や外科などの病気を教えていただけますか」

【心療既往歴】
「これまでに心療内科，精神科に通院したことはありますか」
「どんな薬を飲んでいましたか」
「薬の効果は身体にあっていましたか」

【家族心療歴】
「ご家族の中で，心療内科，精神科に受診されたことがある方はいらっしゃいますか」

【職業】
「お仕事は何をなさっていますか」
「具体的にどんな仕事ですか？　営業？　設計？　販売？　詳しく教えてください」
「職場の人間関係はどうですか」
「仕事でストレスを感じますか」
（自営業なら）「立ち入って伺いますが，事業は順調ですか」

【家族構成】
「同居している家族構成を教えていただけますか」

「ご家族のご職業を教えていただけますか」
「ご家族の人間関係はどうですか」

【プライベート】(独身者や独居者に)
「彼氏／彼女はいますか」
「年齢は何歳で，何をしている人ですか」
「彼氏／彼女いない歴は何年ですか」
「彼氏／彼女とはうまくいっていますか」

【服薬】
「現在どのようなお薬を飲まれていますか」

【飲酒】
「お酒は飲みますか」
「飲めば　どの位飲まれますか」
「最後に飲んだのは／最近飲んだのはいつですか」

【喫煙】
「タバコは吸いますか」
「どのくらい吸いますか」

■心裡コンディション（MAPSO）——うつ症状——
〈不眠〉
「寝つきはどうですか」
「途中で目が覚めたりしますか」⇒（"はい"の場合)「またすぐ眠れますか」
「朝早く目が覚めたりしますか」
「朝起きた時によく寝た気がしますか」／「ぐっすり眠れましたか」

（心裡：[法律] 心の中。表意者の心理。心裏と同義だが伝統的にこの表記がなされる）

〈倦怠感〉
　「体がだるく感じたり，疲れやすかったりしますか」

〈集中力の低下〉
　「なかなか物事に集中できなくなっている，ということがありますか」

〈判断力の低下〉
　「判断力が落ちていますか」
　「普段なら問題なく決められることが，なかなか決められなくなっていますか」

〈苛立ち〉
　「イライラしますか」

〈自責感〉
　「よく自分を責めたりしますか」

〈体重減少〉
　「体重が減りましたか」
　「食べてもおいしくないですか」／「砂を噛むように味を感じないですか」

〈**抑うつ気分**〉（以下からひとつ，尋ねる）
　「気持ちが沈み込んだり，滅入ったり，憂うつになったりすることがありますか」
　「悲しくなったり，おちこんだりすることがありますか」
　「気づくと涙が出ていること，ありますか」
　「（ほーっとため息をついて）……ってなることありますか」

〈喜びの消失〉
「何をしても楽しくなっていませんか」

〈**希死念慮**〉（上から順番に聞いて，答えが"いいえ"になったところで終了）
「死んでしまったら楽だろうなあーと思ったりしますか」
「死ぬ方法について考えていますか」
「遺書を書きましたか」
「ずーっと死ぬことばかり考えていますか」
「実際に死のうとしていますか」
「自分でそれを止められそうにないですか」

• 躁エピソード：
「ハイテンション！になったことはありますか」
「自分が大きく爽快に感じられたり，どんどんアイデアが沸いてきたり，とても切れやすくなったり（易怒性），しゃべり続けなければ気が済まないということってありますか」
「眠る必要がないように感じたことはありますか」
「気持ちが突っ走るように感じたことはありますか」

• 軽躁エピソード：
「程度はそれほどではなくても，普段の落ち込んでいる状態と明らかに違う状態になったことはありますか」
「その状態は，1日とか2日とか，何日か続きましたか」

• 不安障碍：

〈全般性不安障碍〉
「あなたはひどい心配性ですか」

〈パニック障碍〉
「心臓がドキドキして，もう駄目だ，死ぬかもしれない，狂ってしまうかもしれない！と思ったことはありますか」
⇒（ある場合）「またなったらどうしようと考えてどうしようもなくなることはありますか」（予期不安）

〈強迫性障碍〉
「ガスの元栓，家の鍵の確認に時間がかかってしまったり，確認のために，また戻って見てしまうようなことがありますか」
「確認したり，手を洗ったり，数えたりが気になりますか」

〈心的外傷後ストレス性障碍（PTSD）〉
「フラッシュバックするようなトラウマ体験がありますか」／「突然，思い出される辛い体験ありますか」
⇒（"あり"の場合）「その時以来，変わってしまいましたか」

〈社会性不安障碍〉
「あなたはあがり症ですか」

・精神病症状：

〈考想化声〉
「あなたの声が，頭の中で声になって響く感じはありますか」
「頭の中が騒々しいですか」

〈被注察感〉
「見知らぬ皆から監視されているように，見られているように感じますか」

〈考想伝播〉
「向こうから来た知らない人に，あなたの考えが見透かされたような感じがしたことはありますか」

②MINI（精神疾患簡易構造化面接法）

　精神疾患を診断するために作成された簡易構造化面接法です。各種調査や一般病院で用いられるよう，約15分で施行可能な形になっています。

David V. Sheehan, Yves Lecrubier（著）大坪天平, 宮岡等, 上島国利（翻訳）M.I.N.I.——精神疾患簡易構造化面接法 改訂版. 星和書店, 2000年. をご購入の上, ご利用下さい。2,800円です。

③インターナショナル・メディカル株式会社の提供する「Psynary2.0」

　「Psynary2.0」とは「国際疾病分類第10版（ICD-10）」という世界保健機構（WHO）作成の疾病分類に基づいたオンライン診断システムです。ニュージーランドの精神科医であるトランター博士とイギリスの精神科医であるキセイン博士が10年以上の歳月をかけ，最新の科学的根拠を元に開発されました。

【機能】
- ICD-10に基づいた病名候補が提示されます（確定診断は医師によってなされるべきものです）。
- 病状把握とその推移表示（グラフで図示されます）。

【利用シーン】
①精神科医や産業医からこの「Psynary2.0」を提供してもらうことにより，「ICD-10」に基づいたより精確な病名候補を確認できるようになれます。
②精神科通院中の患者のみならずそのご家族や雇用する企業の産業医や労務担当者もその患者の病状を客観的に把握することができます。
③投与薬や受けているカウンセリングの治療効果の客観的把握が可能です。従って治療内容に変更が生じた際，その変更の効果判定にも活用できます。

④精神科対応が苦手な産業医でも，当システムを援用することで，精度の高い医的判断が可能になっています。
⑤職場復帰支援にも活用できます。休職している労働者側からしたら，自身の回復度合いを客観的に産業医に提示できます。産業医側からしても，回復度を客観的に把握可能になります。

初回利用は30分程度，次回以降は15分程度の所用時間が必要です。

導入している医療機関の照会等の連絡先

International Medical 株式会社
http://intl-medical.com/ またはQRコード
東京都中央区銀座1丁目19－9　ギンザヨシダビル5階
電話：03-5579-9559
電子メール：info@intl-medical.com

※"本書で知った"と連絡すると，より一層の手厚い支援が得られます。
補足：同社では英語によるカウンセリングも提供しています。

2．治療について

(1) 休養

メンタル不調による休職者はこれ以上がんばることができないくらいに無理を重ねているか，無理が利かない体質・性格の上に無理が重なり疲れ切った状況にあります。従って，休職者にとって無理である仕事や家事といったストレス源を避け，しっかりと休む時間をとらせることが治療の前提として大変重要になります。

(2) 薬物療法

睡眠薬，抗うつ薬，抗不安薬，それぞれの中での単剤治療が基本です。単剤だけでも望ましくない副作用があります。さらには多剤投与に対しての副作用の公的検証はされていません。筆者は11種類13剤の多剤悪用を強いられていた労働者の支援を行った経験があります。日中の眠気で評価が下がっていました。眠くならない方がおかしいのです。

①睡眠薬

精神疾患と関連性が高い不眠には

　イ：精神医学的要因の他に，
　ロ：身体的要因（睡眠時無呼吸症候群，高血圧，喘息，アトピー性皮膚炎，関節リウマチを始めとした疼痛疾患等），
　ハ：薬理学的要因（治療薬，喫煙，飲酒，コーヒー他），
　ニ：生理学的要因（環境変化や寝室での音響，温湿度，明るさ他）そして，
　ホ：心理学的要因（生活上の不安や人生における各種イベント他）と多種多彩な背景があります。従って問診で不眠が確認されたからといってすぐ，「不眠＝不眠症」と判断し睡眠薬を投与することはしてはなりません。医療職として要因を探索したり105〜107ページで述べたように，健康診断結果を精査したりする必要があります。また，睡眠障害は100種以上の疾患に分ける事が可能であり，「不眠症」はそのひとつに過ぎません。そうではないにもかかわらず不眠症として対処や治療をしてしまうと逆に，睡眠障害を悪化させてしまう場合も少なくありません。

　"First, Do Not Harm"という医療職としての良心や思考を停止させ，"お父さん，眠れてる？"というキャッチフレーズが事例ですが，不眠があれば即，うつだというラベル貼りキャンペーンをした末に自死を増加させた『不治も出る』を繰り返してはなりません。地域限局の医原病どころの話ではなく，他の地域でもかえって自死者を

増加させてしまったという魔の再現実験を遂行することを意味することになるからです。

　言い換えれば，不眠を訴える患者に対して次に行うこととしては「睡眠衛生教育」を医師ならば提案すべきでしょう。この「睡眠衛生教育」については，37～39ページにて「**生活リズム立て直し法**」の一部として紹介していますのでご参照ください。なお不眠の対処としてアルコールが使われることも良いことではありません。アルコールに依存している労働者をに接する場合でも，間違いなく「不眠症」であると判断できる場合に睡眠薬の出番になります。

　ここでは睡眠薬として使われる薬剤の一般的な話を述べます。
　以下の表の最高血中濃度到達時間で分類されている薬剤が，元々は抗不安薬として使われているベンゾジアゼピン系睡眠薬です。従って，睡眠薬と抗不安薬とを併用することはおかしな処方なのですが，多くのケースで使用されています。最高血中濃度到達時間という，最大の効果を発現するのに要する時間や，血中半減期という持続時間によって「超短時間作用型」という寝つきを良くする入眠障碍への治療効果を狙って使われるものや，「中時間作用型」のように中途覚醒が出ないように使われるタイプがあります。"朝，早く起きてこまる"という早朝覚醒を訴える患者には「長時間作用型」が出される場合があります。なお入眠障碍と早朝覚醒とを持つ患者には超短時間型と長時間作用型とを併用することはしません。作用時間が長い方を，服用するタイミングを調整することで対応するべきなのですが，繁忙な外来では，いちいち，寝る時刻の確認と服薬するタイミングまで説明されることは期待できません。実際に，「眠れないときに眠る前に飲んでください」と言われるため，理想とすべき10時入眠＆6時起床の睡眠週間が，朝の3時になってから飲む対応を執っていたため，いつまでたっても4時入眠＆12時起床から抜け出せずに困っていた労働者がいました。睡眠リズムの安定化方法は，28～29ページ，37～39ページ，第10章，第11章第4項で記載しました。

表1　不眠症状に用いられる作用時間

作用時間による分類	薬剤名	商品名	最高血中濃度到達時間（時間）	血中半減期（時間）
超短時間作用型	ゾルピデム	マイスリー	0.8	2.3
	ゾピクロン	アモバン	0.8	3.9
	トリアゾラム	ハルシオン	1.2	2.9
短時間作用型	ブロチゾラム	レンドルミン グットミン	1.5	7
	エチゾラム	デパス	3.3	6.3
	塩酸リルマザホン	リスミー	3	10.5
	ロルメタゼパム	ロラメット	1～2	10
中時間作用型	フルニトラゼパム	サイレース ロヒプノール	1～2	15
	ニトラゼパム	ベンザリン ネルボン	2	21～25
	エスタゾラム	ユーロジン	5	24
長時間作用型	ハロキサゾラム	ソメリン	2～4	42～123
	クアゼパム	ドラール	3～4	37

作用時間による分類	薬剤名	商品名	分類	血中半減期（時間）
超短時間作用型	ラメルテオン	ロゼレム	メラトニン受容体作用薬	<1
	クエチアピン	セロクエル	非定型抗精神病薬	2.8
短時間作用型	トラゾドン	レスリン, デジレル	非定型抗うつ型	8
	エスゾピクロン	日本未発売	選択的ω1受容体作動薬 非BZ系	4～6
中時間作用型	ミアンセリン	テトラミド	抗うつ剤（四環系）	18
長時間作用型	ミルタザピン	リフレックス, レメロン	抗うつ剤（NaSSA）	26～40
	オランザピン	ジプレキサ	非定型抗精神病薬	3.3

第Ⅳ部　疾患別対応編

表2　症状と不眠のタイプ，対応処方

寝つきが悪い	→	入眠障碍	→	超短時間作用型
夜間に目が覚める	→	中途覚醒	→	短〜中時間作用型
希望する時刻より早く目が覚める	→	早朝覚醒	→	短〜中時間作用型
目覚めが悪いものの熟睡感は得られている	→	睡眠位相後退症候群	→	光線療法
睡眠時間は確保できているのに寝た気がしない	→	熟眠障害	→	短〜中時間作用型
熟眠障害に加え日中，強い眠気に襲われる	→	睡眠時無呼吸症候群との鑑別が必要		

　最高血中濃度到達時間が書かれていない表1の薬剤のうち，ラメルテオンは睡眠リズムを調整することで快眠作用を確保することを目的として開発されたタイプです。それ以外は，服用するタイミングで不眠への効果もある向精神薬ですので，トラゾドンやミルタザピンを用いている場合には，不眠があったとしても睡眠薬を用いるのではなく，就寝前投与にて不眠が本来は改善できることになります。

　ベンゾジアゼピン系睡眠薬は副作用が少ないからと説明されていますが，ここでは四つ，注意事項を紹介します。

　　ⅰ：40代以降の5％に認められている緑内障のうち急性狭隅角緑内障に対してはこの薬は禁忌です。緑内障のうち8割は罹っていることすら不明かつ未治療なので，処方される方も処方する側も知らずに副作用が進展していることがあるのではないかと懸念されます。

　　ⅱ：ベンゾジアゼピン系睡眠薬は運動失調を来すことがあり，それが高齢者の場合，転倒してしまうと寝たきりを誘発してしまいかねません。高齢者の場合，トイレが近いことがあります。階段で転倒でもされたら一大事になるため，トイレと同じ階で就寝するようにとい

う指導が不可欠です。
　iii：服用させるのであれば禁酒とすべきです。飲酒だけでもいびきがひどくなる経験は誰しも知っていることかと。呼吸苦になるのに意識回復を抑制する投薬をしては，致命的になりえます。さらにアルコールも睡眠薬も，双方，それぞれの効果を増強することがあるからです。
　iv：ベンゾジアゼピン系睡眠薬の代謝産物はすべて半減期が2-5日のN-デスメチルジアゼパムに変化するため，併用しても副作用が目立つようになるだけです。併用処方する医師がいたら，この点を確認してください。

②抗うつ薬

　抑うつ性障碍になると，神経と神経の間の情報のやりとりを担う「セロトニン」や「ノルアドレナリン」という気分や感情に関係する神経伝達物質が足りなくなります。これら神経伝達物質が足りなくなると，情報伝達がうまく行われなくなるため，イライラしたり焦燥感が嵩じたり不安が強まったり，やる気がわかなくなったり，睡眠欲さえも湧き上がらなくなってしまいます。その結果憔悴しきると「死んでしまった方がよっぽど楽だ」と考えるようになり，実際に自殺（自死）を選ぶようになってしまいます。それを防ぐのが抗うつ薬です。SSRIという〈選択的セロトニン再取り込み阻害薬〉や，SNRIという〈選択的セロトニン・ノルアドレナリン再取り込み阻害薬〉，そしてNaSSA（ノルアドレナリン・セロトニン作動性抗うつ薬）が主たる薬です。情報伝達に使われずに余ったセロトニンやノルアドレナリンなどの神経伝達物質は，パチンコ台のチューリップに入らなかったパチンコ玉が，一番下の回収口に飲み込まれるように，再吸収されてしまいます。これらの抗うつ薬は，その回収口を塞ぎ神経伝達物質が再吸収されるのを防ぐのです。再吸収を防いだ結果，神経伝達物質がパチンコ台に残るようになり，神経伝達物質が増えていきます。すると，打ち出すパチンコ玉が多ければ，それだけチューリップに入りやすくなるように，隣の神経に情報を伝えるようになることか

ら抗うつ効果や抗不安効果が認められ始めるという説明が，クライアントに理解しやすい内容になります。

　ただし，抗うつ薬にも限界があります。パチンコ台の回収口を塞いでも，チューリップにパチンコ玉がすぐ入るようになるわけではないように，抗うつ薬を飲み始めたからといって，今日明日，体調が戻るわけではありません。多くの場合効果は2週間程度で確認され始めますが，実際に効果が出てくるのには1〜2カ月かかります。また，人間の体で最も鋭敏な神経は痛覚です。回復するのは痛覚が先になるため，服用し始めには腹痛や嘔気といった辛い症状が出ることがあります。これらの症状は副作用というよりは，薬効が顕れてきたと捉えると良いのですが，そこまで患者に説明をしている精神科医は少ないというのが，月に15名もの新規休職者を診ていた立場からの感想です。

　抑うつ性障碍治療への使い分けとしては，
　不安が強い時にはパロキセチン（商品名パキシル®）
　強迫観念が強い場合にはフルボキサミン（商品名でプロメール®）
　意欲低下にはミルナシプラン（商品名トレドミン®）が一例です。

　副作用としては三環系抗うつ薬よりはSSRIは抗コリン作用が少なく，循環器系への影響も少ないとされています。
　ただ，昇ら（2013）によると栄養不良状態を顧みることなくの投与は賦活症候群やセロトニン症候群を生じさせ，中には自死含めた自傷他害行為の原因にまで至るという警告がなされています。そして軽症の抑うつ性障碍に対してはプラセボと比較しての優位性が少ないことも判明しています。

③抗不安薬
　不安障碍のような神経症圏でみられるイライラ感（焦燥感），理由のない不安，胸がドキドキし息苦しくなるような症状に対する治療について，野村（2008）によると日本の精神科医は，

ⅰ：精神療法で治療すべきであり，薬はあくまで添え物という気概がある。
　　ⅱ：世界的に依存性が問題になっている。

以上より「案外使いたがらないものである」と論じています。

　また宮岡（2014）によると，エチゾラム（商品名デパス®）乱用を引き起こしている原因は，向精神薬指定がなされていないことから処方日数制限がなく，30日以上の処方が可能なことも挙げられていますが，依存患者を多く生んでいるのはプライマリケア医や身体科医だとの見解もあります。
　以上述べた見解は本当に信頼できるのでしょうか。筆者に限らず齊尾（2011, 2014）や野田（2012, 2013）を筆頭に，精神科医の処方を問題視する医師は少なくありません。
　ベンゾジアゼピン系睡眠薬の項で記載した四つの副作用に加え，以下の事実が指摘されています。

　　ⅳ：不安が前景に出ていても，その背景に統合失調症や抑うつ性障碍がある場合には抗不安効果は得難い。
　　ⅴ：鎮静効果を狙っての処方が，逆に興奮を強める奇異反応と呼ばれる副作用を来すことがある。
　　ⅵ：高齢者ではせん妄を来すことがある。
　　ⅶ：英国国立医療技術評価機構（NICE）によるガイドラインでは，不安障碍にベンゾジアゼピン系抗不安薬を使用することは勧められていません。

④気分安定薬
　双極性障碍に対しては脳波検査で異常が確認されなかった場合には炭酸リチウム（商品名リーマス®）。
　側頭葉に異常波が確認された場合にはカルバマゼピン（商品名テグレトー

ル®）、全般性に脳波異常が確認された場合にはバルプロ酸（商品名デパケン®、セレニカ®）が選択されます。

⑤ **漢方薬**

西洋薬がどうしても合わない場合には、漢方薬が選択候補になります。漢方薬には以下のようなものがあります。

六君子湯（りっくんしとう）：グレリンという消化を助ける体内物質を増加させ、食欲という生命力を増加させ、消化不良、食思不振、易疲労感、虚弱者を癒す効果があります。春先から飲むと夏の食欲低下防止と免疫力安定化作用から、冬場の風邪予防や花粉症の症状緩和作用も期待できます。「機能性ディスペプシア」に加え身体のだるさ、気力低下、易疲労、食思不振、顔色不良、睡眠障害という気血両虚所見を癒す作用を持ちます。抑うつ症状を有し、かつ細長型の体型を示す者に対して六君子湯エキス（7.5g／日）を処方すると、ハミルトンうつ病評価尺度による総得点による抑うつ症状が有意に改善されたとする症例集積研究があります。また六君子湯にはSSRI服用の副作用による消化器症状を緩和する作用も知られています。

筆者の体験したある社員の事例（A）です。Aは仕事に慣れない状況でなおかつ残業が頻発する職場への異動になりました。新たなストレッサーへの曝露要因が発生し、もともと神経の虚弱なAは、精神科に通院し、西洋薬処方は受けてはみたものの、担当の医師から体調確認を含め十分に話を聴いてくれないとの訴えがありましたが、筆者の指示で薬局で購入かつ服用してもらったところ快癒に至ったという実例があります。その際には服用を提案する前にまず第12章で述べた食事指導の実施に加え、主治医との十分な話し合いを3度の面談を通じて提案していました。しかしながら関係性の好転が認められなかったばかりか彼は3カ月の休職を余儀なくされるに至りました。この3カ月の休職を経たにもかかわらず、復職後の3カ月目にも体調は悪化傾向を示したため、筆者もいよいよ産業医という立場を越え、市販の六君子湯を一日3回、食間に服用するよう指示したという経緯があります。実際に服

用してもらったところ，順調な回復を遂げ，その後再発もなく継続就労を果たすことができました。この経験も産業医には以下の2つの重要な役割があることが判明した事例であり，当書執筆のきっかけとなっています。

第一に，主治医の不備を補強する役割がある。

第二に，漢方薬を提案することで，メンタル不調者の治癒力をも向上させられる。

柴胡加龍骨牡蠣湯（さいこかりゅうこつぼれいとう）：ストレスフルな状況や重なる締め切り・業務・課題という多重ストレス因子を生体が受け，自律神経が乱されると，えもしれぬ不安や不眠，イライラして落ち着かなくなるといった精神不安や焦燥感，不穏にさいなまれることがあります。そして交感神経が賦活化され，血圧は上昇し脈拍は増加します。心臓は必要とする拍出量を確保するために心筋の酸素摂取量は増大するものの，血管の収縮で相対的に虚血化が進むと動悸や息切れ症状が出現します。そして人によっては頭痛や肩こりを訴える場合もあります。これら不安，動悸，息切れ，頭痛といった神経症がひどくなると，抑うつ症状が出現または悪化し，その結果として抑うつ性障碍や不安障碍が出現してもおかしくはありません。

それらに対して「柴胡」による緊張や易怒性，のぼせの緩和。そして漢方医学／中医学的には「肝」という精神の安定をつかさどる臓器の安定化から，「牡蛎」とはカキの殻であり，そこから得られるカルシウムによる神経安定化作用等があいまって抑うつや不眠，鈍重感，痛みの軽減効果が発揮されることが期待されています。

半夏厚朴湯（はんげこうぼくとう）：「気」という体内のエネルギー循環を向上することで生命力そのものを本来あるべき姿に戻すため，不眠，不安，めまい，悪心，息苦しさ，動悸を解消する効果が期待されています。生命力増進の基礎である消化力を高め，動悸，めまい，不安，不穏，嘔気，あがり症といった不安神経症を癒す効果が知られています。また，「ヒステリー球」という咽喉頭異常感症（「抑圧」という言いたいことがあるのに言わずに胸にしま

う遠慮がちなストレス対処を行う人に出やすい）の解消でも知られています。

加味逍遥散（かみしょうようさん）：血液の循環から自律神経の調律を行わせることから，精神安定作用があり，結果として熟睡感が得られます。頭痛・頭重感・肩こり・冷え・月経不順といった血液循環不全を解消する効果があります。

　また，女性の冷え性やホットフラッシュ症状を特徴とした更年期症状だけでなく，湿疹，便秘，かんしゃく持ち，めまい，動悸への適応も知られています。

補中益気湯（ほちゅうえっきとう）：「気」を補い，脾経を通じて消化力を高め，肝経を通じて自律神経の安定化をはかることで免疫力を高める効果があります。そして浪費されていた自然治癒力が高まり，全身倦怠感は緩和され，結果として虚弱体質を補強する効果も得られるようになります。

加味帰脾湯（かみきひとう）：加味帰脾湯は，虚弱体質の人に気と血を補う機能を持つ帰脾湯に，消炎鎮痛作用がある柴胡（さいこ），山梔子（さんしし）を加味したものです。胃腸を丈夫にし，貧血症状を改善する作用があり，寝つきを良くし，不安や緊張，イライラ感を鎮める作用があるとされます。精神的ストレスによって消化吸収機能が障害され全身の機能低下がもたらされたり，逆に消化器系の機能低下から精神，神経系の失調を生じ，全身の機能状態や栄養状態が後退し，とりわけ脳の興奮性の失調がある例が対象となります。これらは脳の興奮性過程の低下（気虚）と抑制性過程の低下（心血虚）が同時に発生する状態と考えられています。心身の過労によって気分がイライラしたり，焦燥感によって落ち着きをなくすといった神経症，不眠や元気がなく口数が少なくなるといった抑うつ的症状を十分緩和する特徴があるといえます。従ってよく利用をすすめています。

(3) カウンセリング

　一口にカウンセリングといっても，諸派諸説あるため，ここではうつ病の治療に効果的で，また予後の再発を抑える効果もあるという認知行動療法と対人関係療法に絞って解説します。

①認知行動療法

　「認知」という，ものの考え方や捉え方がゆがむと，何事も悲観的，否定的・批判的に捉えてしまい，本人や周囲を苦悩させてしまいます。その否定的・批判的な物事の捉え方は，本人の思考や考えさえも悲観的にさせ，その結果，さらに否定的・悲観的・批判的傾向が増悪してしまうというマイナススパイラルを生み出してしまいます。

　この悪い循環を断ち切るために，自身の物事の捉え方の癖や偏り具合を把握し，冷静かつ客観的に物事を捉えられるように修正する訓練を行うのが「認知行動療法」です。

　訓練法には「コラム法」や「セルフモニタリング法」，「イメージトレーニング法」，「ロールプレイ法」，「曝露療法」などがあります。

　「コラム法」とは，まず，日々の行動の中で，落ち込んだり辛いと感じたときの原因となった出来事や，結果としての感情，そして思い浮かんだ考え（自動思考）と，そう考えた理由や根拠を書き出してもらいます。さらに「その理由が本当に正しいのか？」「別の考え方はないのか？」という反証を日々実行することで，認知の歪みを修正していく方法です。

　「セルフモニタリング法」は，コラム法と似ていますが，自分の行動や気持ち，考え，思考を記録し，自己評価することで冷静かつ客観的に自分自身を理解するようになる方法です。

　「イメージトレーニング法」とは，理想的な自分をイメージし，その理想像である自分の考えや思考，執る行動のイメージを繰り返し思い描くことで，実施を容易化させる方法です。

　「ロールプレイ法」とは，自分以外の他人を演じることによって，自分の心の動きや感情，考え，行動を，他人から客観的に観察し，別の視点・別の角

度から物事を捉えられるようにする方法です。

「曝露療法」とは，難しいことを簡単な要素に分解し，その一つひとつを階段を上るように実施することで到達や克服しやすいようにする方法です。復職支援方法のページ（55ページ）にて説明するようなリワークもこの概念をとり入れています。簡単に述べると，会社まで行けない場合には，まずは自宅から最寄りのコンビニエンスストアにまで出かけてもらいます。それができるようになったら，次は駅前のスーパーにまで出かけてもらいます。それができるようになったら，次はターミナル駅前にあるデパートまで，会社近くの図書館まで……と延伸していくと，最終的には会社にたどり着けるようになるという方法です。抑うつ性障碍の近縁疾患である不安障碍の治療に効果を発揮します。

②**グリシン**

グリシンは，γ-アミノ酪酸（GABA）に次いで，抑制系作用があることの知られたアミノ酸です。

そのグリシンには，熟睡効果を示す研究結果が示されたことから，味の素株式会社からの「グリナ」®のように，快眠を促進する機能性食品として一部商品化されている商品もあります。体内でのメカニズムとしては，末梢血流を増加させ熱放散を促し，睡眠と関係が深いとされる深部体温（体の中心部の温度（直腸内温度））を低下させる作用をグリシンが持つことが確かめられています。その結果，睡眠の質が向上している可能性があるのかもしれません。

更にこのグリシンには，動物実験レベルではありますが，長寿効果や発がん抑制効果が期待できる可能性が確認されています。

グリシンは，人間の体内でも合成できる，非必須アミノ酸ではありますが，十分に体内での合成を期待するには，過不足ない栄養素摂取が求められます。すなわち第10章で述べたように，和食を中心とした食事摂取が，心身双方の健康に資することに違いはなく，その科学的根拠がいよいよ示されつつあるといえましょう。

③対人関係療法

　私たちのストレスの原因は，対人関係がそのほとんどを占めています。「対人関係療法」とは，対人関係性を好転させることで，ストレスによる悪影響を低減することが可能になる治療法です。

　自己表現力を高めたり，コミュニケーション力を高めたり，「重要な他者」と言いますが，配偶者・恋人，親，親友など，その人に何かがあったら自分の情緒に最も大きな影響を与える相手との関係性を好転させ，均衡をはかることで精神状態を安定化させることが可能になります。

(4) 特定保健用食品
①γ-アミノ酪酸（GABA）

　広く動植物界に分布するアミノ酸の一種であるγ-アミノ酪酸〈GABA〉には交感神経の過緊張を緩和する作用があることが知られており，実際に血圧の降圧効果を期待して，GABAが含まれる特定保健用食品が実用化されています。筆者が試したものとしては大正製薬の「Livitaナチュラルケア　粉末スティック〈GABA〉」がありました。1包3グラムにGABA20mgとカフェイン12.6mg入っていました。私自身の飲用した感想では穏やかな気持ちにさせる効果が相当に勝っていて眠気を感じる位でした。柴胡加竜骨牡蛎湯で効果を感じない方や，西洋薬の依存を来している方に試してもらってもよいかもしれないと考えていたのですが2016年8月31日付けで製造は終了となりました。

　GABAが約10mg摂取できる特定保健用食品としては（株）ヤクルト社の「プレティオ」があります。

(5) マインドフルネス

　「マインドフルネス」とはヨガや宗教での瞑想や武道での黙とうを基本としつつも，それら宗教的要素の一切を排除した精神・心理状態の安定化をはかる瞑想術です。基本は椅子に深く腰掛け，背筋を伸ばし呼吸に意識を向け，深く息を吸ったら深く息を吐き，浅く息を吸ったら浅く息を吐くように呼吸に意識を向け，10～30分間，ただ静かに座るだけの方法です。それだけでも

頭がすっきりしたり，気持ちが軽くなったりすることが知られています。さまざまな雑念が思い浮かんできても，それらに囚われず，あれこれ悩まず，ただ，今という瞬間，自分はここにいて瞑想をしているということに思いを巡らします。3～7週間も続ければストレスが軽減し，集中力が高まるといった感情や思考をコントロールしやすくなる実感ができるでしょう。その他，心に浮かんだことを発語する「ラベリング」や，それを記述する「ジャーナリング」という応用技法もあります。いずれも自分の気持ちや考えを客観的に捉えることで，「今」に対する集中力を高める効果が得られます。認知療法では，未来を思うと人間は不安になり，過去を思い起こすと否定的感情がわき抑うつ的になるとされています。確かに未来に不安を感じない動物であれば，たとえば火山に向かって走り，溶岩で溶融され遺伝子を残すことはできなかったでしょう。その点，人間は，他の動物より一番，未来に不安を思うという本能が一番強いのかもしれません。そのような本能と対峙するために禅は「只管打坐」という教えを説いています。頭を使ってあれこれ考えていても悟りを拓くことは難しい。従ってただひたすらに座禅（瞑想）に取り組みなさいと。このように「今」に意識を向け，あるがままを受け入れる訓練を積むことで，柔軟性が高まり，集中力が増し，更には創造力や他者への共感力も高められる効果がマインドフルネスから得ることができます。

　同じことは未来の導師も修行者に説いています。
　Try not. Do or do not. There is no try（"やってみる"ではない，"やる"か"やらぬ"かだ。試しなどいらぬ)」。『スター・ウォーズ　エピソード5／帝国の逆襲』にて，マスター・オブ・ジ・オーダー（ジュダイ評議会議長）のヨーダ（推定800歳！）の言葉。

(6) 減薬プログラムを備えた「卒業医療」が提供されている「ベスリクリニック」

　非薬物療法や系統的なクリニカルパスに基づく睡眠外来を通じて，「卒業医療」という減薬プログラムを提供する医療施設が開設されています。

そこでは休職期間短縮を指標とした，福祉ではなく損傷治療モデルに基づいた「卒業医療」を患者に享受してもらうために田中伸明院長や，こころの予防医学で知られる獨協医科大学越谷病院こころの診療科井原裕教授らがこれまでに述べた方法や，応用した「ビジネスメンタルトレーニング」という多数の非薬物療法を提供しています。

主治医からの現在の治療内容に疑問を感じる方，早い職場復帰を希望される労働者，再発や再燃を繰り返す従業員を抱えた企業（やその産業医）にとって有用と考えられます。

お問い合わせ先は以下です。
東京都千代田区神田鍛冶町3-2　神田サンミビル8F
電話　03-5295-7555
ホームページ：http://besli.jp/ またはQRコード

（7）「働くことが喜びとなる社会を目指して」という理念を掲げ，「働く人のこころの支援」を目的に設立された「神田東クリニック」

心身の不調を抱えた方や，職業生活に悩みを抱えた方が，本来の自分を取り戻し，いきいきとした毎日を送れるよう支援する働く人のためのクリニックです。こころの専門家が，患者さんのストレス状況を理解し，場合に応じて職場と連携しながら，投薬に偏らない対話重視の治療を目指しています。

「リワークLabo.レジリオ」やMPS（メンタルヘルス・プロフェッショナル・サポート）センターという，メンタルヘルス・サービス提供機関も併設しています。このMPSセンターとは，企業が抱えるさまざまなメンタルヘルスに関わる課題に対して専門的な支援を提供する職場のメンタルヘルス対策の専門機関です。厚生労働省に規定された基準を満たす，「メンタルヘルス不調者等の労働者に対する相談機関による相談促進事業」の登録相談機関として認定されています。

お問い合わせは以下です。

〒101-0046　東京都千代田区神田多町2－1　神田東山ビル3階・5階
TEL：03-5298-3322　FAX：03-5298-3540
https://www.iomhj.com/　またはQRコード

参考文献

浅見隆康, 他：精神科領域におけるツムラ六君子湯の治療経験——抗うつ効果について．新薬と臨床, 42 (1)；75-80, 1993.
井出広幸, 福本正勝：産業メンタルヘルス (9) 産業医の精神科的アプローチ　PIPCの紹介．日本医事新報 No4381, 2008.
石川滋：漢方　私のこだわり処方その十六　加味帰脾湯．メディカル朝日 2013年8月号.
Inagawa K, et al. Subjective effects of glycine ingestion before bedtime on sleep quality Sleep and Biological Rhythms 2006；4：75-77.
Joel B et al. Dietary glycine supplementation mimics lifespan extension by dietary methionine restriction in Fisher 344 rats.
川端裕人, 三島和夫：8時間睡眠のウソ——日本人の眠り, 8つの新常識．日経BP社, 2014.
宮岡等：内科医のための精神症状の見方と対応．医学書院, 1995.
宮岡等：こころを診る技術——精神科面接と初診時対応の基本．医学書院, 2014.
宮岡等：うつ病医療の危機．日本評論社, 2014.
宮岡等, 黒木俊秀, 齊尾武郎, 栗原千絵子：精神医学の羅針盤　精神科の五大陸をめぐる冒険．篠原出版社, 2014.
水島広子：対人関係療法でなおす双極性障害．創元社, 2010.
昇幹夫, 渡辺雅美：うつを改善する食事力．春陽堂書店, 2013.
野田正彰：対策費200億円でもなぜ自殺は減らないか．新潮45, 7；78-86, 2012.
野田正彰：うつに非ず　うつ病の真実と精神医療の罪．講談社, 2013.
野村総一郎：内科医のためのうつ病診療　第2版．医学書院, 2008.
野村総一郎：うつ病の真実．日本評論社, 2008.
Robert K, Schneider MD, James L, Levenson：井出広幸, 内藤宏, PIPC研究会訳：ACP内科医のための「こころの診かた」ここから始める！あなたの心療．丸善, 2009. 坂野雄二監修, 鈴木伸一, 神村栄一：実践家のための認知行動療法テクニックガイド——行動変容と認知変容のためのキーポイント．北大路書房, 2006.
西城有朋：精神科医はなぜ心を病むのか．PHP出版, 2008.
Oka T, et al : Rikkunshi-to attenuates adverse gastrointestinal symptoms induced. by fluvoxamine. Biopsychosoc Med, 2007；doi:10.1186/1751-0759-1-21.
齊尾武郎, 櫻澤博文：エビデンスなき里のコウモリ——精神保健福祉政策の有効性を問う．臨床評価, 41；619-626, 2014.
齊尾武郎：精神科医　隠された真実．東洋経済新報社, 2011.
Sheehan DV, Lecrubier Y.：大坪天平, 宮岡等, 上島国利訳：M.I.N.I.——精神疾患簡易構造化面接

法 改訂版. 星和書店, 2000.
櫻澤博文：産業医からみた精神科医療の疫学的検討と処方箋. 精神神経学雑誌, 113；131-138, 2011.
櫻澤博文：職場におけるメンタル疾患の発症予防と改善方法について【前編】——定期健診時メンタルチェック法定化後の保健指導のあり方とは. メンタルヘルスマネジメント, 2 (5)；49-54, 2014.
櫻澤博文：持続的な体調不良が軽快化しないことから主治医に不信の念を抱いていた社員に対して産業医が六君子湯を服用するよう提案したところ, 順調なる回復と安定した就労継続が可能となった一症例. 東方医学, 30 (3)；35-42, 2014.
さくらざわ博文："うつ"からの職場復帰支援ナビ [1] 精神疾患の基礎知識. 先見労務管理, 2015.
櫻澤博文：産業精神保健における実務的課題と解決策検討. 精神神経学雑誌, 112 (5)；478-83, 2010.
寺澤捷年, 喜多敏明, 関矢信康：EBM漢方 第2版. 医歯薬出版, 2007.
The FASEB Journal 2011；25 (1)：Supple 528.2.
Yamadera W, et al. Glycine ingestion improves subjective sleep quality in human volunteers, correlating with polysomnographic changes. Sleep and Biological Rhythms 2007；5：126-131.

> **TIPS** 「辛い」＋「－」＝「幸い」
>
> 「辛い（つらい）」という字にマイナス……「－」を足してみましょう。
> 「幸い」に変わります。
> ではこの「－（マイナス）」はどこから持ってきたら良いでしょうか。
> 次の命題は必ず真です（論理命題の対偶は必ず真より）。
>
> $$\overline{A} \rightarrow \overline{B}$$
> $$B \rightarrow A$$
>
> 良くない結果を分析したら, 良くない原因が見つかります. 良くない原因を良い原因にしてみるのです. すると, 必ず良い結果が訪れるものです.
> 当書もその良い原因のオンパレードです. 良い結果が得られましょう.

第15章 発達障碍

1. 背景

　太平洋戦争後，日本が戦後復興を遂げる中，第一次・第二次産業から第三次産業へと経済環境は大きく変化してきました。農林水産業をはじめとする自然と向き合う仕事や，職人や技術者が活躍する仕事が減る反面，人と向き合うサービス業において多くの職種や職域，業務が生まれました。それらでは対人能力が必要とされます。加えて，社会の中の確固たる規範が希薄化し，一つの組織で年功序列に沿って勤め上げるのではなく，中途転職が増えたり，外資系企業が参入したりと価値観や文化的背景が多様化してきています。これらの状況が発達障碍者には生き辛い理由になってきています（詳細：後述）。

　元々わが国には，いわゆる島国根性と揶揄されるように，挑戦やリスクをとるというよりはむしろ，「前例がないから」とのお題目を唱えることで物事をすべて先送りするという過去の延長排他的態度を執る特徴が日常生活においても具有されています。幼稚園入園から始まるいわゆる"お受験"も，スーパーで売られる食品，雑貨などの画一的商品構成も，そしてリクルートスーツも個性がない今に続く"隣組"制度が残存しているともいうべき時代遅れの事象であるという理解が可能です。不思議に思いませんか？　わが子の個性を尊重したい思いからわざわざ公立教育機関以外を選択しながらも"お受験"時にその親が着るスーツの色は画一化された紺色！　私立学校側も，「個

性の尊重」を唄いながらも,「受験時の服装はご自由に」と示すことはしていないことからも,画一化集団に同化しない家庭からは入園させないという暗黙の了解を強いているかのごとくです。

　また企業に目を向ければ,制服や社歌の存在は,あたかも多様性を受け入れない企業だということを称しているのではないかとの理解が可能です。
　そのような中,男性ボーカルグループ「SMAP」の唄『世界に一つだけの花』が発売されたのは2003年,現在から振り返ると干支が一巡するよりも前のことでした。一人ひとりの個性を活かす多様性社会のあり方を唄った歌詞は,画一化と多様化の狭間で翻弄され疲弊するばかりの国民から多くの共感を得ました。当時の日本の状況は,総じて旧来からのモデルの抜本的改革を怠り,守旧派が痛みの伴う改革を先送りしていました。日本企業同士という,現代版〈隣組〉的チーム編成によって,政府が護送船団方式を税金を元手に編成させ,グローバリゼーションに対峙させていました。巨額の税金を投じて培った技術さえあれば世界に市場が展開され,売り上げや利益が得られるという過去への憧憬を基盤とした,経済合理性なき行為は,その後,金融業界や電機メーカー等が延命支援をはかる傾向を助長しました。国内特許申請や国内市場を中心とした商品編成はその後ますます衰退し,社名・製造集団の消滅にまで至り,国内市場は外国企業に制せられ,税金を投じられて申請された国内特許までが海外資本に奪取されてしまいました。海外からの資本投下は円高を進行させ,国内企業の衰退要因となり国内に貧困化現象が生じてきました。
　本来はグローバリゼーションに伴って,個性や多様性を活かしつつ,たとえば国際特許出願といったように,政府による支援の範囲を超えた,世界を相手にその技術を問うべき新しい環境が出現しているべきであったはずの日本企業の実情はこのようなものです。

　同時に個性や多様性を埋没化させる「人材管理」も導入されていました。人は木材のように無機質で画一的なものと捉える管理体系が外資系コンサル

タント会社によって企業に導入され，そしていわゆる"リストラ"によって，過剰とされた人材は，木材の在庫処分のように切り捨てられました。正規労働者雇用という人件費や社宅・自社ビルといった固定費の削減→派遣社員雇用を手段の一つとした流動費化というアメリカ型成果主義で片付けようとした国民にのみ痛みを強いる状況でした。社宅や自社ビル内での直属の上司－部下という上下関係ではなく，部署の垣根を越えた先輩－後輩という"斜めの関係"を通じた人的交流が寸断された結果，悩みに対する傾聴や共感という癒しの場は失われてしまいました。「成果主義」という，部下の教育より，年に数回の社内での自分評価を上げるため，短期軸でキャリアを考える姿勢とTBSのテレビドラマ『半沢直樹』で描かれたような「手柄は横取り，責任は部下へ押し付け」という自己中心化が推進させられ，同僚は仲間ではなく限られた賃金枠を奪い合うライバルになってしまいました。10年20年単位での人財戦略は駆逐され，人的資源管理に長けた人事職は職を失い，結果として多くの企業が国際競争力を失ったまま今に至っています。成果主義や金融市場主義という経済原理至上主義に基づいた対応が2008年のリーマンショックを招いてしまったという反省があるにもかかわらずです。

　世の中のこういった異常ぶりは，発達障碍者を排除する状況をマクロ的視点から観た日本の限界だと捉えると理解が容易になることと思われます。

　政治が変革や刷新よりもゾンビ企業を生存させるといった守旧派的な後ろ向きな対応を執ったつけは，国の根幹たる教育に悪影響として波及しています。たとえばOECD "Education at a Glance（2009）"によると，日本の教育支出の対GDP比はOECD平均より低い5％しかありません。余裕のない学校教育の現場では多様性や個性を尊重することはなおざりにされ，協調性のなさや学業に支障がある児童・生徒には，〈発達障碍〉と安易にレッテル貼りをする事象が多く確認されています。大なり小なり得意不得意は誰にでもあるものの，記録を残すことが管理上求められる学校管理の建て前であり，教員には時間的余裕はなく，それが心のゆとりを奪い，教員の意に沿わない児童生徒は「発達障碍」視させられているケースも含まれています。その中に

は発達の遅れというより,その子の個性の素地と考えられるべきケースであるにもかかわらずです。本当に発達障碍者（自閉スペクトラム症）と呼ばれる特徴を持つ人々は大きく増加していないのに,そのように診断される人はこの20年で20倍にも増加している現実（発達障碍バブル）にまで到っています。むろん,学校教育提供者側だけの責任ではありません。確実なものは何もないということだけが確実な不確実な時代,親世代側も進学や就職に有利と理解できない教育は無駄と捉え,進学や就職に有利な観点に偏った教育提供を欲しています。そういった流れのなかで,「健常な発達」という概念を,進学や就職への有利さといった,狭い価値基準で判断するに至っている病理構造があると考えられます。

成人の精神科臨床の現場においても,他の精神疾患と診断されていた背景に実は発達障碍があると判断される人々が多く現れている現況があります。その理由は以下が検討されているものの仔細は不明な点が多いと言われています。

  イ：発達障碍をもつ人の数が純粋に増加している。
  ロ：発達障碍の傾向を持つ人たちが生き辛い社会になって「障碍」として浮かび上がりやすくなっている。
  ハ：発達障碍の概念が成人にかかわる専門家に普及した結果,気づかれやすくなっている。

上記のような,画一的な"レール"に乗ることから外れた（外された）人々に〈社会性欠如〉や〈コミュニケーション障碍〉というラベル貼りをすることで,社会への過剰適応を強いている現実に対し,専門当事者研究に携わる研究者は一様に警鐘を鳴らしています。不幸な場合には,いわれなき差別を受ける状況に陥り,不登校やひきこもりを引き起こす事例が確認されているからです。

以上のような均質性を強いる教育的背景や画一性を涵養する就労環境,そして未だに護送船団方式が上手くいくと信じて疑わない悪平等を強いる政府

の関与とが相まって，日本におけるベンチャー企業発達度合いの少なさや，昔のソニー社製品やホンダ車のような，わくわくするような革新的製品は日本からではなく，スマートフォンやドローンのように海外からしか入ってこないようになってきました。これらがデフレスパイラルから離脱できずに苦悩している日本の病理構造の本態ではないでしょうか。多様化する社会に根本から変質しておいてしかるべきグローバリゼーション世界の中，未だに残存している従来からの日本的な平等性が制度疲労ならぬ，腐食性錆として捉えられる状況に至っている原因だと考えられます。そもそも人間一人ひとりには，得意不得意があるように，不均衡な能力特性があるのが前提です。しかしながら，〈JIS規格〉のように画一的横並び教育を強いることで，個々の持てる潜在能力を十分に引き出すし活用することとは対極になっているのが現状であると推測できます。

　日本が，画一的閉鎖社会から離脱し，多様化された国際社会へ真の適合を遂げるためにも，まずは社会に存在している発達障碍者との共生を適えることが，試金石だと捉えています。個性の存在を許さないかのような社会環境に対して，「発達の遅れ」と認識するより，それらは個性の素地で認識し，生き辛さを感じる方がその持てる潜在的能力を活かせるように，この閉塞社会の打破が求められます。

2. 発達障碍者の特性

①理解方法

　筆者は，以下の理解方法を提唱しています。

　前章で述べた双極性障碍や抑うつ性障碍，不安障碍を〈心の病〉の縦軸と捉えると，〈発達障碍〉は横軸という位置づけとして考える方法です。特に治りにくい抑うつ性障碍や不安障碍で苦悩されている方の状況を分析すると，この理解が通じる場面が少なくありません。なぜなら発達障碍者には元から脳の機能と物事の認識に特徴があり，そうではない方（「定型発達」という）との間に齟齬や誤解が生じやすい背景があるからです。その誤解が多数派で

ある定型発達者側から，少数派である発達障碍者側に向かうと，ストレス源となり主に抑うつ性障碍や不安障碍といった〈心の病〉に罹るきっかけとなってしまいます。

- 日常生活を送るには，本音と建前，オモテとウラを使い分ける場面が必要とされます。顔に本心を表す現代人が少ないなか，発達障碍者はウラがなく本音だけで生きているような純粋さや透明感を持っています。建前やウラのない人は，オモテとウラを使い分ける人が多数を占める社会の中では生き辛さをかかえやすくなるのです。

②特徴

　一見，「ハイハイ」と説明や指示に合わせて頷くから，「理解力ある人だ」「素直な誠実な方だ」との印象を受けます。しかしながら，実際にはどのような内容で，何を示しているのか，どんな意味なのかわからないままのことが多くありますから注意が必要です。

　不安を感じたり緊張する際に，コミュニケーション障碍が出やすくなります。さらに何かをうまく伝えられないもどかしさが募るとかんしゃくやパニックを起こします。自信のなさや将来への不安が募る場面では，何か物や儀式的なこだわりに固執します。その背景には先天的に脳に機能不全を抱えているため，人に合わせる，人の気持ちを汲むといった行動を苦手としているからです。その障碍者は，成長する過程で，数多くのかつ多様な他人とのかかわりが求められるに比して症状が明瞭になっていきます。特に仕事をするようになると，多種多様な人に合わせることができなくなり，上司の指示が聞けずにトラブルにまで発展しかねません。「個性の時代」と言われながらも，実際には「成果主義」や「平等主義」に基づいた凡庸な判断がなされてしまうという，職場におけるキャリアコンサルティング力の限界も原因の一つです。したがって相手の気持ちを読み解くといった想像力や，同時平行的に物事を処理する統合機能の面での劣りに対してのみ評価軸が注目されてしまい，視覚的要素や規則・法則に基づいた明確な事象への優れた対処力は見捨てら

れてしまいます。それら「横並び意識」に基づいた視点からの評価による「弱点」や「欠点」ばかりが着目され，さらに悪いことに「強制的矯正」がなされると，ひきこもりや非行，犯罪の原因になります。なぜなら，発達障碍者のそれら「弱点」や「欠点」とされたことは，そもそも障碍ですから修正には難しさを伴うのです。

③具体的事項

　発達障害の人には，臨機応変な対人関係が苦手で，自分の関心・やり方・ペースの維持を最優先させたいという本能的思考が強いという特徴があります。ネコや犬といった好みの動物と遭遇すると，出勤を中座してしまうこともあります。通勤で使う電車が使えず振替運転になると混乱して，自宅からの外出からやり直しをすることで自身のペースを取り戻すために時間をかけざるをえなくなる場合があります。会話の流れに乗ることなく別の話を展開させたり，興味のない話題が上るとムラっけが出たり，冗談や皮肉が通じにくく額面・字面通りに受け取ってしまう傾向があります。

　「君みたいな間抜けはいないよ」と言ったとします。
　「他に絶対いないのか，証明して欲しい」と返答するような方です。

　また，筋を通し妥協しないという特徴もあります。勝負事になると，お遊びレベルであるにもかかわらず妙に勝ち負けにこだわる傾向が出現します。「見えている世界がすべて」と捉えがちなためです。そして目に見えないものや先を読むことが苦手なため，「空気を読む」という状況に依存した非言語的な推論ができません。
　さらには予定が狂うと感情のコントロールが利かなくなり不機嫌になり，鬱積を起こす場合さえあります。未来に対する不安が強まることでパニックに陥る場合もありますし，ひきこもりの誘因となることも指摘されています。

④就労中の事象

就労中に確認される事象としては，以下があります．

- 名前を呼ばないと，自分に話しかけられているとは思わない．
- 自分の発言が他人にどのような影響を与えるのか想像できない．
- 報連相（ホウレンソウ）が不得意．
- 言われたことしかやらず，自らの判断で類推や応用が苦手．
- 興味の持てない業務だと集中力が続かず居眠りをする．

「君の裁量に任せるから，適当にやっておいて」と頼むと，"裁量"や"適切"の定義がわからず，苦悩するばかりか，成果が上がらない状況に陥りがちです．また，予定の変更や急な仕事は苦手なので，見通しがつけやすい説明が必要です．注意する際には，一度に多くのことを話さず，どうして注意するのか，何が問題なのかを説明し，対してどうするのが望ましい方法なのかまで穏やかな口調で説明することが求められます．大きな声やきつい口調で頭ごなしに叱っても，恐怖感を与えるだけで効果は得られません．

- 発達障碍者は細部にこだわるため限局された仕事においては力を発揮しやすい一方，仕事の全体像を把握しながら他方，部下にその能力に応じた仕事を分配し，それらを統合して完成させていくという総合力が求められるような管理職には向きません．また，部下の気持ちを理解し，人間関係を調整することも苦手です．
- 配置転換の場面でも，新しい人間関係を築き，新たな業務への対応を求められることが負担になりやすいのです．細かく注意，指導したり，急かすような上司の下につくと不安や緊張が急速に高まりやすくなり感情的になったりパニックを起こすことがあります．

以上のような状況を円滑かつ円満に解決するため，職域においては問診票を元にした支援を行う取り組みを実施している実例もあります．しかしなが

ら,「職場で困った行動チェックリスト」が開発されたり,発達障碍者の特性を把握できない医師による誤用によっては職場から排斥される危惧が拭いきれません。職場の理解さえ進めば,本人も十分な適応が期待できるにもかかわらずです。

3. 発達障碍者への期待

　発達障碍者の中には,好きなことや得意なことには他のことを忘れて没頭し,集中力を発揮できる環境に恵まれると,偉大な成果を挙げていく方が多いことは歴史上も証明されています。有名人の中には,坂本竜馬やアインシュタイン,エジソン,ビル・ゲイツが該当するとの視方があります。さらにスティーブン・スピルバーグ監督やスーザン・ボイルのように自ら告白した人もいます。それら生き辛さを抱えた発達碍害者を,人として処遇し,大切に思われる経験を心の底に持ってもらえると,自信や自尊心を育むことが適います。就労状況に応じた,きめ細かい,無理のない自然な形での専門的見地からの支援が提供されることで,発達障碍者は,もっている潜在能力をいかんなく発揮し,卓越したパフォーマンスを世に送り出すきっかけになるでしょう。

4. 企業における支援方法

　支援において大切な二つの軸があります。「自律スキル」と「ソーシャルスキル」です。「自律スキル」とは,自己肯定感を持ち,自分にできることは確実に自分で実行する意欲を持つと共に,自分の能力の限界を知ることです。「ソーシャルスキル」とは,社会における規範やルールを守る意欲をもつと共に,自分の能力を超える問題についてはしかるべき他者に相談できることです。

　発達障碍者が持つ特性には,物怖じせず,そして常識に押し流されないという良い特性があります。その良い特性を発揮してもらいつつ,「自律スキル」を涵養するには,当人たちが意欲を持つテーマや題材を選び,それらに対して個別具体的に,かつ当人が理解できる内容に沿って指示を出すことが

大切になります。目の前の状況を，当人たちが理解しやすい用語・表現・言い回し・理解しやすい筋道で示し，当人たちに咀嚼してもらうことが適ったら，苦悩させずに済むのです。たとえば「適当に取り組んで」という指示での"適当"とは，5W3H（when, where, what, why, which, how, how many and how much）に沿っての具体性ある，指図者にとって何の意図や期待，そして希望内容が示されているのかを厳格に定義付けしてもらうことで，非言語的な推論が入る余地を極力排除する工夫が求められます。また，言語というその人の思いが介在しやすい主観的な媒介を活用するよりは，客観的な視覚的呈示を行った方が発達障碍者からは理解を得やすい工夫になります。また，興味を持てないと意欲が示されないため，当人たちが狭い論理ながらも，自分自身で熟考して判断することを保障すると良いでしょう。そのためには，当人たちを理解しようとするより，当人たちの好きなことや趣味を尋ねて，当人たちの好きな世界を理解し支援することが実際的であると推奨されています。

　そして適職マッチングに際しては，知的水準や学歴から当人たちを理解するのではなく，できるだけ実際の職場で働く経験によって見出された，本人および現場からのニーズや能力特性を元にして判断する必要があります。したがって，在学中からのインターンシップや助成金もある「トライアル雇用」といった職業体験も，社会参加の支援になりえます。

　「ソーシャルスキル」を高めるためには，専門職による支援があると円滑化の容易化が可能になります。

①精神保健福祉士の活用

　社外資源を活用しながら，多様性への受容を始めとした社会活動への支障をミニマム化すると共に，障碍者の残存機能を高める支援によって，社会参画を通じた障碍者における自己実現への支援が求められます。

　しかしながら就労支援を行う「専門家」とされている方々の中にも，産業精神保健の現場においても発達障碍の特性や適職について詳しい知識を備えた方は少ないのが現状です。「職場で困った行動チェックリスト」の誤用を避

けるためにも，さらには以下のような労使双方にとっても益の少ない対応を防止するためにも，精神保健福祉士の活用は必須です。

> ［事例］：人事労務担当者からの情報を根拠に，専門的評価を実施することもせずに，「労働者による疾病利得」と決め付け，「今後はストレスチェック制度に絡めて，不利益取扱いだと主張する心ない労働者が現れることも懸念される」と"啓発"する厚生労働省専門検討会委員例。

この例が示すように，障碍者の就労という社会性獲得を阻害する要因に専門家が含まれかねない現実には，違う専門家の監査的介入が欠かせません。障碍の理解や発揮しえる職能の啓発を行うためにも，そして適正配置（ジョブマッチング）のためにも，実際の職場で働く経験から見出された，本人の特性や職場側からのニーズを両立させる作業をおろそかにしないためにも，精神保健福祉士の積極的関与が欠かせません。

筆者の経験した例では，**独立行政法人高齢・障碍・求職者雇用支援機構**が提供する「職場適応援助者（ジョブコーチ）」という専門サービスを通じた就労支援がなされることで，就労継続がかなった事例がありました。ジョブコーチは就職または職場適応に課題のある知的障碍者，精神障碍者などの雇用の促進及び職業の安定を図るため，障碍者に加え事業主に対しても，障碍特性を踏まえた直接的，専門的な支援を提供する方です。

ここで精神保健福祉士による支援例を紹介します。精神保健福祉士は職場適応に課題のある知的障碍者や精神障碍者，発達障碍者との面談を通じ，その方々の持つ特徴や特性を明確にします。そして職場を取り巻く課題に関して，事業主に対して面談者の長所やスキルを活かせる環境設定の提案を行います。また，同僚の従業員に対しても，面談者本人了承のもと，障碍特性の理解を促すことで本来の能力を発揮できるような支援を提供します。

［支援例］

　AD/HD（注意欠如多動性障碍）という特性を持つある男性の場合は，抽象的な言葉でのコミュニケーションが困難，仕事のスケジュール管理ができない，場の空気が読めないなどの特性から，職場内でトラブルが頻繁に生じていました。そこで，本人了承のもと，上司や他従業員に対し，以下の支援を提供してもらうようにしました。

①コミュニケーションを図る際は，具体的な言葉を用い，できるだけ紙に書きながら説明してもらう。
②スケジュール管理においては，期限を設定し進捗を細かく確認してもらう。
③会議における議論から話題が脱線し，その場の状況に相応しくない話題に突入したときは，本人に注意を促す。

　このような取り組みを行ったところ，円滑なコミュニケーションが実行され，人間関係が改善した結果，仕事の能率向上までみられるようになりました。

②キャリアコンサルタントの活用

　内閣府による日本の就業者数の推移をみると，1980年代と比較して2010年代になると製造業就業者数は7割に落ち込み，逆に非製造業は1.2倍に増加しています。製造業を支援対象としている"マインド"は，すでにレガシー化しているといっても過言ではありません。更に日本における2035年の生産年齢人口は，ピーク時である1995年比で7割まで落ち込む予測があります。現在進行形の少子超高齢社会問題解決のためにも，すべての人がその持てる能力を高め，より適した業種・職種・仕事に就くことができると，少ない人数でも生産性が維持，さらには向上が期待できるでしょう。左遷され，その才能が活かされずに人材の人在化が行われるケースは決して良い話ではありません。たとえばマンガの「島耕作」も福岡に左遷されたとき，紺野という厭な上司から嫌がらせを受けました。そのような不当な人事処遇ではなく，**キャ**

第15章 発達障碍

リアコンサルタントによるキャリアコンサルティングを通じた，その人のキャリアを見据えた客観的かつ合理的なスキルアップ支援が提供されたり，再就職に必要な技能を身に付けるための職業訓練が充実していたり，そして中途転職の市場が成熟していけば，その結果日本はデフレ脱却が叶い，再度の経済成長社会に戻ることでしょう。それには，発達障碍者を始めとした障碍者雇用支援の充実も重要です。

「発達障碍」と診断されたがために上司から受け入れを拒否され，会社の人事側も解雇を考えたものの，あるキャリアコンサルタントの支援によって，本人の専攻とは異なりはしますが，適性に合った職種に異動して成功した事例を紹介します。

(http://www.mhlw.go.jp/stf/seisakunitsuite/bunya/koyou_roudou/shokugyounouryoku/career_formation/career_consulting/index.htmlの「キャリアコンサルティング」の流れを参照)。

[事例]
きっかけは職場上司からの訴え
　上司から人事担当を経由して，X年2月にAさん（24歳，学卒）への対応の相談がキャリアコンサルタントのもとに寄せられました。職場の訴えは，言われたことしかできない，平気で遅刻をする，本人のミスをカバーしている先輩へのお詫びや感謝の気持ちが感じられない等々の繰り返しで，同僚の我慢が限界にきているというものでした。

キャリアコンサルタントが実施したこと
　本人との面談を重ねるうちに，1年前頃から自身をうつ病と自己診断し，心療内科のクリニックにかかっていることがわかりました。そこで，産業医より，職場でのエピソードを記載した診療情報提供依頼書を作成してもらい，本人経由で主治医宛に届けました。対する主治医からの返事は「発達障碍が疑われるため，専門の医療機関への転院が望ましい」（＊原文そのまま）とい

う内容でした。この結果を受けて，元々キャリアコンサルタントと付き合いのある専門病院で診察，検査を重ねた結果，X年7月に，正式に「広汎性発達障碍＋ADHD」との診断が下されました。さらに，県の障碍者職業センターの職業適性検査を受けてもらったところ，改めて発達障碍の典型的な特徴が出ていることと，Aさんの得意な能力と不得意な能力や，Aさんに適した職種を確認することができました。

関係者の反応と対応

この時点で，上司は「自職場の業務への適性は無い」とAさんの受け入れを拒否。この会社では入社後，数年で他部門への異動がなされることはない企業体であったことから，人事も社内にAさんに合う職種は無いと判断し，X年9月にAさんの母親も呼んで事情を説明した上で，自主的に退職して自分に合った生き方を探すことを一旦了解する状況になっていました。一方自分の将来に不安を感じたAさんは退職を強硬に拒否しました。

そこで会社は次に関係会社への出向を模索しましたが，受け入れ先を見つけることはできませんでした。Aさんの「VPI職業興味検査」（六つの興味領域〈現実的，研究的，芸術的，社会的，企業的，慣習的〉に対する興味の程度と五つの傾向尺度〈自己統制，男性－女性，地位志向，稀有反応，黙従反応〉がプロフィールで表示される）や適性検査の結果が学校で専攻してきた職能とはまったく異なるものだったこともあり，改めて社内での異動先の可能性を検討した結果，当人の興味に適合した業務に従事できる職場への異動を試みることになりました。その候補職場での2カ月の試用期間を経て，受け入れ先上司・本人共に前向きな意思が確認できたため，X＋1年3月に正式な異動となりました。

その後，障碍者職業センターの職業カウンセラーに，新たな職場の上司へのジョブコーチ（Aさんの障碍の説明や指導上の留意点等の助言）やAさんとのフォロー面談も実施してもらいながら，今も元気にAさんは仕事をこなすに至っています。受け入れ職場側も，Aさんは，特性にあった業務はそつなくこなせていることから，安心して任すことができています。

［まとめ］
　この事例の特徴としては，以下の3点が挙げられます。

　　①キャリアコンサルタントへ一番先に相談があった。
　　②早期に発達障碍の専門医に相談しえた。
　　③公的機関による支援の有効活用が図れた。今後も上司が変わった時などにも職業カウンセラーからジョブコーチが提供されることになっています。

　以上のように本人の障碍への理解に基づいた社内関係者の適切な対応（適所への異動による雇用の継続）を引き出すことと，協調しての対応を導くことが可能になりました。
　現実的には，人事担当者の中には，未だ発達障碍者に対する理解不足からか，今回のような退職勧奨だけではなく，採用させない取り組みを検討するところもあると聞き及んでいます。それは発達障碍者だけではなく精神障碍者雇用の難しさとして日本全体に存在しているのかもしれません。しかしながら，今回の紹介例のように，キャリアコンサルタントを活用してもらうことで，当事者，企業，双方がwin-winとなる事例は少なくないでしょう。そのような事例が増えることで，お互いの共生社会が進展することを期待しています。

（注釈）キャリア：「経歴」，「経験」，「関連した職務の連鎖」等と表現される，時間的持続性ないしは継続性を持った概念。「キャリア」を積んだ結果が「職業能力」という蓄積されていく有形・無形財産に昇華される。
キャリアコンサルティング：労働者の職業の選択，職業生活設計又は職業能力の開発及び向上に関する相談に応じ，助言及び指導を行うこと。このキャリアコンサルティングを担う人財がキャリアコンサルタント。
キャリアコンサルタントの国家資格化：厚生労働省では，標準レベルのキャリアコンサルタントに求められる能力体系を定めており，これに対応した養

成講座を受講した方等が，キャリアコンサルタントとして活躍しやすくなるように国家資格化しました。

そのキャリアコンサルタント国家資格化等を盛り込んだ「勤労青少年福祉法等の一部を改正する法律（平成27年法律第72号）」は平成27年9月11日に成立，同年9月18日に公布され平成28年4月に施行されました。同4月に職業能力開発促進法は改正され，「キャリアコンサルタント」とは，職業選択や能力開発に関する相談・助言を行う専門家と規定されるに至っています。

5. 公的支援

共生社会の実現に向け平成22年12月から発達障碍者も「障碍者自立支援法」の対象になりました。難治性疾患をもつ労働者の就労支援は，産業保健だけでは十分に提供できるものではありません。医療や福祉との連携が大切になります。そのために平成23年に改訂された「障碍者基本法」では，障碍者の定義が心身機能の障碍に加え，社会的障壁により継続的に日常生活や社会生活において相当の制限を受ける状態にあることも含まれました。障碍者の支援に対しては障碍者自立支援法が「障碍者の日常生活及び社会生活を総合的に支援するための法律（障碍者総合支援法）」に昇華されました。

この障碍者総合支援法の訓練等給付には「就労移行支援」と「就労継続支援」とがあります。

就労移行支援

「就労移行支援」は，利用期間が原則2年（最大3年まで延長可能）で，一般企業への雇用，在宅就労が可能と見込まれる65歳未満の障碍者に対して，個別支援計画（利用者の能力や置かれている環境，日常生活の状況を勘案し利用者の希望する就労，生活上の課題を明らかにし，自立した日常生活を営むことができるように計画された計画）に基づいて，「就労移行支援事業所」内外で支援を行います。「就労移行支援事業所」とは，一般就労等への移行に向け，事業所内や企業における作業や実習を行い，適性に合った職場探しや，

就労後の職場定着のための支援を行う福祉施設です。具体的な支援内容としては，複数の下請け作業等を行うことで，仕事への適性を知ることができます。また，実際に企業に出向き，清掃作業や食堂で業務等を行うことで，緊張感を持つことができ，働くことへのイメージをより明確することができます。さらに，就労時に必要なコミュニケーション能力，挨拶や身なり，報告，連絡，相談，マナー等をグループワークや個人ワークを通して習得します。支援終盤には，ハローワークとの連携を図り，利用者の希望や適性にあった求人の開拓を行っていきます。就職後も，余暇の過ごし方の支援，健康管理，職場でのトラブルの解決や相談など働きやすい環境を整えられるよう定期的な連絡を行います。

　職場定着後は，障碍者の身近な地域において就業に関する相談や日常生活に関する助言をセンター窓口や職場，家庭訪問で行う「障害者就業・生活支援センター」に引き継ぎます。また，職場で不適応が生じている場合は，独立行政法人高齢・障害・求職者雇用支援機構が提供するジョブコーチと連携を図ります。ジョブコーチは，障碍者，事業主，家族に対して支援を行います。障碍者に対しては，作業能率を上げる，作業のミスを減らす等の支援，人間関係やコミュニケーションを改善するため支援を行います。事業主へは，障碍を理解し配慮できるような助言，仕事の内容や指導法を改善するための助言，提案を行います。家族へは，働きながら生活をする障碍者を支えるための助言を行います。

就労継続支援
　「就労継続支援」とは，一般企業に就労することが難しい障碍者に対して，個別支援計画（利用者の能力や置かれている環境，日常生活の状況を勘案し利用者の希望する就労，生活上の課題を明らかにし，自立した日常生活を営むことができるように計画された計画）に基づいて，就労継続支援事業所の内外で職業指導員（障碍に応じて作業内容を考え，効率を上げるための道具の開発や設備の改善，材料発注，売り上げ管理，さらには施設内外の連絡調整なども行う。障害の種類や程度を考慮して作業内容を考え，効率を上げる

ための道具の開発や設備の改善，材料発注，売り上げ管理，さらには施設内外の連絡調整なども行う）や生活支援員（作業の指導及び人間関係や不満，将来の不安などについての相談に応じる）が木工作業，農業，陶芸，縫製作業，印刷，菓子製造，パーキングや介護施設の清掃などの就労の機会を提供し，その知識や能力の向上のために必要な訓練を行う支援のことを言います。

　就労継続支援にはA型，B型の2種類があり，ともに利用期間は定められていません。
　「就労継続支援A型」は，雇用契約に基づく就労であるので最低賃金が保証されます。対象者は，継続的に就労することが可能な65歳未満の方（利用開始時65歳未満の方）で，就労移行支援事業を利用したが一般企業等の雇用に結びつかなかった方，特別支援学校を卒業して就職活動を行ったが一般企業の雇用に結びつかなかった方，一般企業等を離職した就労経験のある方です。
　「就労継続支援B型」は，雇用契約に基づく就労が困難である方が利用し，就労に対して，工賃が支払われます。工賃の全国平均額は，14,437円（厚生労働省：平成25年度平均工賃（賃金）月額の実績について）となっています。
　対象者は，就労移行支援事業や就労継続支援A型を利用したが一般企業等の雇用に結びつかなかった方，50歳に達している方，障害基礎年金1級受給している方，就労移行支援事業を利用した結果，B型の利用が適当と判断された方，就労経験がある方であって年齢や体力の面で一般企業に雇用されることが困難となった方です。
　また，「発達障碍者・難治性疾患患者雇用開発助成金制度」やいわゆる「障碍者差別禁止指針」や「合理的配慮指針」が義務化され，障碍者の社会参加を保障する制度が整いつつあります。
　「発達障碍者・難治性疾患患者雇用開発助成金制度」は発達障害者または難治性疾患患者をハローワークまたは民間の職業紹介事業者等の職業紹介により，雇用保険の一般被保険者として雇い入れる事業主に対して助成するものです。
　「若年コミュニケーション能力要支援者就職プログラム」はコミュニケー

ションにおける課題を抱えた学生を対象に始まった支援です。これは，ハローワークや地域若者サポートステーション（サポステ）などの就職支援機関において，発達障碍のある人や疑いのある人がそれぞれの機関に相談しにきた場合，発達障碍等の要因によりコミュニケーション能力に困難を抱えている求職者に対して，その希望や特性に応じて，専門支援機関である地域障害者職業センターや発達障害者支援センター等に誘導するとともに，大学などの高等教育機関と連携して円滑なコミュニケーションの推進という支援を通じた就職しやすくする取り組みです。たとえば，サポステに相談に来た若者に職業適性検査を勧めたり，ハローワークの障害者専門相談窓口につなげるなど，相談機関の連携により，就労のバックアップを図ります。このように各機関で連携・協力しながら就労支援を行うのが「若年コミュニケーション能力要支援者就職プログラム」の仕組みです。障害者向けの専門支援を希望しない者については，きめ細かな個別相談，支援を実施しています。

ハローワークでは発達障碍専門指導監の指導を受けた就職支援ナビゲータによる相談や支援等を受けることも可能です。

これら障碍者雇用納付金制度に基づく各種助成金については，（独）高齢・障碍・求職者雇用支援機構または地域障害者職業センター雇用支援課（都道府県高齢・障碍者雇用支援センター）へお尋ね下さい。

以上を活用しながら，多様性への受容を始めとした社会活動への支障をミニマム化するとともに，障碍者の残存機能を高める支援において，社会参画を通じた障碍者における自己実現への支援の容易化が実現することでしょう。

6. 最新研究

文部科学省科学研究費

基盤研究B「抑うつ発症における職業性ストレスと遺伝素因・エピゲノムの相互作用」研究班（研究代表者　宮木幸一先生）による最近の研究成果から，この章で取り上げた発達障碍に限ることなく，当書と関係する最新知見

をまとめて紹介します。

① 99-100ページで和食がメンタル疾患になりにくい実際を紹介しました。それを裏付ける研究結果が確認されています。バランスのとれた日本食にはうつ症状に対する保護効果があることが判りました。和食以外の因子（例 社会的地位，経済状況，仕事上のストレス要因）による見かけ上の影響で左右されないように，多変量解析という統計学的手法を使っての分析がなされた末での結果です。更に仕事上の要求度も裁量度も高いものの，職場での同僚や上司からの支援が少ない場合に，和食による保護効果が示されていました。

どうして和食が良いのかの理由として，酵素やGABA，γ-オリザノールという栄養因子を紹介しました。Miyakiらによる研究結果では，葉酸との関連が検討されました。抑うつ症状を示す方々は，仕事上の高いストレスに晒されているだけではなく，職場における支援も少なく，そして葉酸の摂取量も少ない結果が示されました。

この葉酸は海苔にも多く含まれています。おにぎり摂取にて良好な精神状態の確保が可能になるることから，当書の内容の正しさが次から次に立証されてきているということと理解できます。

② 労働者のメンタルヘルスは，職場や企業単位での業績にも大きく影響するとの理解が進んできています。その影響には休業そのものに加え，「プレゼンティーズム：Presenteeism」と呼ばれる，勤務はしているものの，集中力低下や眠気で示される労働遂行力低下しという，いわば"仕事にならない"労働者による労働損失が小さくはないことが理解されてきています。この「プレゼンティーズム」を把握する指標として「WHO-HPQ」（世界保健機関　健康と労働パフォーマンスに関する質問紙）」という指標があります。ハーバード大学のケスラー教授らが開発したものです。この「WHO-HPQ」の正式な日本語版が宮木幸一先生らにより開発されました。このことは，「プレゼンティーズム」を含めた職場のメンタルヘルス管理が可能となっていることを意味し

ます。実際に「WHO-HPQ」日本語版を用いた日本における企業を対象とした研究結果では,「プレゼンティーズム」の数値が悪い労働者において,将来の〈心の病〉による欠勤が統計学的に有意に増加することが示唆されました。ということは,将来の〈心の病〉による休職を防止するためには,今現在の「プレゼンティーズム」の数値が改善するような具体的な支援を産業医らが提供すると良い可能性があります。宮木幸一先生は,この可能性を検証したい思いをお持ちでした。

この「WHO-HPQ」や日本語版開発者である宮木幸一先生への連絡に関してはhttp://plaza.umin.ac.jp/miyaki/docs.htmlかQRコードまで。

③「難治性うつだ」と見放されてしまった方の背景には発達障碍が多いこと,記述してきました。最近は健常者の中にも発達障碍的な傾向を示す人の割合が高いことが判明しつつあります。そのような中,バロン－コーエンらが開発した「Autism-Spectrum Quotient（AQ）」という質問票の短縮版の日本語版が開発されました。原版では50項目もあったわけですが,精度は落とさずに項目を28項目にまで絞り込むことによって調査時の対象者への負担軽減が叶っています。今後の調査研究に加え,学校や企業という現場での活用が進むことが期待されます。むろん著者も契約先における発達障碍者支援において使用しています。

第16章 不安障碍

1. 不安障碍とは

　不安障碍はいわゆる「パニック障碍」と言われるように，パニック発作，予期不安，広場恐怖といった症状のために，それまでの日常生活に支障が生じてしまうメンタル失調です。巷でよく言われている「神経質」や「心配性」，「堪え性なし」といった気持ちの持ち方や性格の問題が原因ではなく，睡眠障碍，過労，頻回なる缶コーヒーや，いわゆる「エナジードリンク」の多量服用を介したカフェインの過剰摂取，高温多湿，感染症罹患，アルコール摂取，ニコチン依存らに伴う精神的な過緊張が脳神経を疲労させ，低血糖や神経線維の異常発火が暴発的に生じることで発生するため，十分な休養と共に医学的な治療が求められます。

2. 症状について

①パニック発作

　突然，激しい動悸，不安，息切れなどの様々な身体症状が，何回も出現しては消滅を繰り返します。激しい症状は10分程度で収まるものの，あまりにも苦しいため，「このまま死んでしまうのでは」というくらい，強烈な不安に襲われます。

表　不安障碍のさまざまな症状

精神症状	理由のない不安，気が狂うのではないかとの怖れ，死ぬのではないかという恐怖
神経症状	めまい，ふらつき，意識が遠のく感覚，今，起こっていることが現実ではないかのような，自分が自分ではないかのような感（離人症状）
循環器・呼吸器症状	動悸，息切れ，息苦しさ，胸の不快感のどや胸に何かつまったかのような窒息感
消化器症状	嘔気，腹痛，下痢
その他の自律神経失調症状	寒気・冷え，ほてり，異常発汗，震え，ジンジン・ピリピリするようなしびれといった異常感覚

②予期不安

パニック発作が繰り返されると，「今度，いつ発作が起こるのだろうか」とさらに不安が募ります。そして「また発作が起こるのではないか」との強い不安を常に感じるようになります。すると，日常生活を満足に遂行することが難しくなり，学業や仕事に支障が生じてしまいます。

③広場恐怖

精神疲労を感じやすい場として，満員電車内や会議の場，ある特定の業務があります。ひとたびそこで発作が起こると，同じような状況が近づくと，あまりにも恐ろしさを痛烈に感じるようになります。これを広場恐怖といいます。激烈な恐怖のあまり，回避行動といわれる逃避行動を起こしやすくなります。

3. 治療について

　第Ⅱ部で紹介したような，一連の支援が抑うつ性障碍に対して必要になるように，不安障碍でも症状を改善するだけでは十分ではありません。再燃や再発しないように，第Ⅱ部で紹介したような心のみならず身体面での頑健力を高めていく必要があります。さらに，抑うつ性障碍と違い，身体症状に出やすいことから，身体面への介入支援を中心にした治療を加味する必要があります。そこで特別に本節を用意しました。

①投薬加療
　鎮静効果のあるベンゾジアゼピン系抗不安薬と選択的セロトニン再取り込み阻害薬（SSRI）の併用を開始します。併用するのは，SSRIの治療効果が出るまで人により2～4週間は要するからです。SSRIの効果が出てきたら，抗不安薬は依存症が出ないように認知行動療法の実施を開始すると共に減薬していきます。

②認知行動療法
　不安発作は投薬でコントロールできても，経験した発作の恐怖への記憶は消去できません。したがって予期不安や広場恐怖は投薬だけでは消去できません。それを解決する有効な治療法が認知行動療法です。
　第Ⅱ部で解説した「社会リズム療法」や「社会機能回復訓練」，「模擬登校・出勤」や「試し出社・通学」もこの治療体系の具体的実施方法ですから，実行するようにしてください。その上で，要支援者が回避している場所や行為をできるように，段階的にチャレンジする個別プログラムを編成し，実行してもらう必要があります。
　たとえば都心深くを走る地下鉄大江戸線に乗るのが怖い場合には，

イ　路面電車に乗る。
　　↓
ロ　地下に入らないJR東日本の京浜東北線に乗る。
　　↓
ハ　地下鉄乗り入れする私鉄電車に乗る。
　　↓
ニ　地上に出ることの多い東京メトロ丸の内線に乗る。
　　↓
ホ　私鉄と乗り入れしていることから，地上にいつかは出る都営新宿線に乗る。
　　↓
ヘ　東京メトロと都営大江戸線の乗り換えがなされる青山一丁目から大江戸線に乗ってみる。
　　↓
ト　最初から　大江戸線に乗る。

といったような馴化を経ます。

　また，動悸が辛かった人には，階段を急ぎ足で駆け上がり，降りてくるように指示します。急ぎ足で階段の昇降をさせると，誰しも脈拍が速まっています。すなわち，ドキドキしている状況を作り出します。その上で，「今，死にそうな位の恐怖を味わっていますか？」と尋ねます。
　「いいえ」と答えるものです。そこで
　「ドキドキしても，死ぬような恐怖は味わわなくて済むものです」という認識を与えます。
　そして，日頃からの運動励行を指示します。すると，自らを自らの意志でコントロールできるという自信が育成できるとともに，治療効果が確保できます。

参考文献

青木省三,村上伸治編集:大人の発達障害を診るということ.医学書院,2015.
芦原睦,石川浩二:産業メンタルヘルス(6)——職場不適応.日本医事新報,2008.
G・バター著,勝田彰訳:不安,ときどき認知療法……のち心は晴れ——不安や対人恐怖を克服するための練習帳.星和書店,1995.
Hoekstra RA, Vinkhuyzen AA, Wheelwright S, Bartels M, Boomsma DI, Baron-Cohen S, Posthuma D, van der Sluis S : The construction and validation of an abridged version of the autism-spectrum quotient (AQ-Short). J Autism Dev Disord, 41 ; 589-596, 2011.
本田秀夫:自閉症スペクトラム——10人に1人が抱える「生きづらさ」の正体.ソフトバンク新書,2013.
春日武彦,塾崎健治編著:「職場うつ」からの再生.金剛出版,2013.
川上憲人,今村幸太郎,小林由佳ら:「職場で困った行動チェックリスト」の作成——いわゆる「新型うつ病」事例の特徴の整理と類型化.産業医学ジャーナル,38(3);42-48, 2015.
こころの科学 特別企画 成人期の発達障害. 2013.
近藤直司,小林真理子,富士宮秀紫他:青年期における広汎性発達障害のひきこもりについて.精神科治療学,24;1219-1224,2009.
熊谷晋一郎:社会性やコミュニケーション障害の解明.自閉スペクトラム症の視覚研究から.週刊医学界新聞第3136号,2015年8月3日.
増田将史:ストレスチェック 情報管理・不利益取扱い等に係る運用上の課題について.健康開発,20(2);27-32, 2015.
中谷敦:職場で診る発達障害——職場での産業保健スタッフの対応.日本産業衛生学会関東地方会ニュース,第28号;4-5, 2013.
櫻澤博文:職場におけるメンタル疾患の発症予防と改善方法について【後編】——定期健診時メンタルチェック法定化後の保健指導のあり方とは.メンタルヘルスマネジメント,2(6);52-57, 2014.
鈴木潤:やさしい経済学——イノベーションを考える.第2章 日本の技術力,日経新聞,2016年2月10日号.
Suzuki T, Miyaki K, Song Y, Tsutsumi A, Kawakami N, Shimazu A, Takahashi M, Inoue A, Kurioka S : Relationship between sickness presenteeism (WHO-HPQ) with depression and sickness absence due to mental disease in a cohort of Japanese workers. J Affect Disord 2015 ; 180 : 14-20.
Suzuki T, Miyaki K, Tsutsumi A, Hashimoto H, Kawakami N, Takahashi M, Shimazu A, Inoue A, Kurioka S, Kakehashi M, Sasaki Y, Shimbo T : Japanese dietary pattern consistently relates to low depressive symptoms and it is modified by job strain and worksite supports. J Affect Disord 2013 ; 150 (2) : 490-8.
Miyaki K, Song Y, Htun NC, Tsutsumi A, Hashimoto H, Kawakami N, Takahashi M, Shimazu A, Inoue A, Kurioka S, Shimbo T : Folate intake and depressive symptoms in Japanese workers considering SES and job stress factors : J-HOPE study. BMC Psychiatry. 2012 20 ; 12:33
座談会 ストレスチェック制度の効果的な導入とコンサルタントの役割.安全衛生コンサルタント 2015年10月号

おわりに

　本書は自死予防対策になることを目指して，日ごろ抑うつ性障碍を中心としたメンタル不調の早期発見・早期治療を筆頭とした対応方法に接する機会がない方々のために，予防方法から休職者に対する職場への早期復帰支援方法を紹介したくまとめたものです。

　わが国の経済状況を見てみましょう。「企業物価指数」では1991年11月以降，「GDPデフレーター」では1994年第4半期以降，「消費者物価指数」では1998年9月以降，統計指標上確認されているデフレ経済下のこの二十数年間，企業はサバイバルをかけ，「成果主義」の名の下に労働者数を削減してきました。雇用調整として正社員の契約社員や派遣社員への代替化を推進してきました。平成24年度の厚生労働省「労働者健康状況調査」では，強い不安，悩み，ストレスを感じている労働者の割合は60.9％に達しました。中には安全文化の伝承をも損なわせてしまったのでしょう。拡大する生産活動に対応できない現実が全国で続いている結果なのか，2014年の全産業における死傷者数と死亡者数はともに2013年より増加が確認されています。その状況下，休職を余儀なくされ，そして復職を希望する方々と接すると，そのほとんどの方々が

　　「もっと主治医から説明があったら」
　　「丁寧な指示が主治医からあったら」
　　「いくら短い診察時間内であっても理解したのか確認してもらいたかった」

というやり場のい希望を，私との面談時間に寄せてきました。15分枠の中で6人も8人もメンタル不調者の対応を余儀なくされる精神科外来と違い，1時

おわりに

間も2時間も面談して構わないとする当方の契約先とでは、状況が異なるのは確かです。しかし月に15人も新規休職者を診る状況がありました。そこで契約外企業の労働者においても、上記のようなやるせない不全感を解消できたらと、本書には予防方法と復職に向けた取り組みとして大切な要素を、以下に述べる中核思想に基づいて絞り込み、わかりやすく述べたつもりです。

- きちんとした科学的根拠がある。
- 読みやすくわかりやすく、簡単に実行できる。
- 実際に多くの方が再発なく仕事に復帰できているという実績の裏打ちがある。

たとえば、朝ごはんを食べていなかったのなら、食べる。食べていても菓子パンや健康補助食品だったら和食に変えかつ、それを続けるといったことだけでも体調は好転していきます。同様に、これまで、どちらかというと惰性のように繰り返されていた、望ましくない時間の積み重ねで作られた望ましくない人生と決別するためには、自らの将来は「必ずや好転する」と信じ、主体的かつ能動的に、今、好ましくない行為をやめ、より良い行為を選択し続けると良いのではないでしょうか。その良い選択を、たった「今」から開始するだけで、未来に良い変化が生じます。その良い変化が蓄積されると良い人生が形作られていきます。すなわち"There is a will, there is a way"よろしく、今という現在、それまでの良くない選択ではなく、より良い選択を選考し続けると、自らの力で、自らを、自らの希望する、さらに良い未来に導くことが可能になります。

数式化すると次の通りです。

$\int (行為) dt = 習慣$

$\int (習慣) dt = 行動$

$\int (行動) dt = 人生$

言葉で著わすと以下です。

　変化是進化
　不変非普遍

　本書を読まれた方々やその関係者が，当書を通じてより良い未来を具現化し，幸福を享受できることで，メンタル不調や自死とは無縁になることと信じております。

付録　読者特典

1. 「職業性ストレスチェック実施センター Occupational Stress Check Center Inc.」にストレスチェック制度の委託先を変更する場合

   以下の特徴があるので，著者も応援しています。

   - 個々の企業に応じたオーダーメイドのストレスチェックが実施可能。
   - 特定社会保険労務士が，ストレスチェック実施に関するアドバイスを提供。
   - 実施者・実施事務従事者も提供。
   - 受検者問合せ窓口が完備。
   - 全国に約200カ所もの提携面接医拠点が整備済。職場や自宅の近くで，しかも1人からの面接まで手配可能。
   - 集団分析・職場改善ツールも無料で提供。

   面接医も全国に確保されており，面接医だけの手配依頼も受け付けています。当書の読者だと伝えてもらうことで，それまでの委託業者料金の8割か，職業性ストレスチェック実施センターの定めた料金のいずれか安い料金での提供が保証されます。

   連絡先：森近労働法務事務所：
   　　　　東京都千代田区永田町2-11-1
   　　　　　山王パークタワー4F
   　　　　HP：http://stress-cc.com/ またはQRコード
   　　　　電子メール：info@stress-cc.com（24時間受付）

付録　読者特典

電話：03-5859-0842（受付時間：月〜金／9:00〜17:00）
検索：職業性ストレスチェック実施センター🔍検索

2.「cotree社」のオンライン3サービスが初回限定　千円引

　cotree社が初回のみではありますが，カウンセリング，チャット，eラーニングというサービスを利用する場合，千円の割引を提供してくれます。

　オンラインカウンセリング：45分4千円〜（カウンセラーによる）
　オンラインチャット：1週間3千円〜（カウンセラーによる）
　e-ラーニングを介したメンタルヘルス研修サービス：1コース3千円〜（コースによる）

　連絡先：http://pro-sangyoui.com/coaching/cotree
　　　　　またはQRコード

3.「cotree社」オンライン3サービス　導入初期費用　無料

　cotree社のオンライン3サービスを企業が導入する場合，本書を読んでサービス内容を知ったと連絡することで導入初期にかかる費用が無料となります。

　連絡先：株式会社cotree
　　　　　東京都港区芝5-20-7
　　　　　電話：080-1917-1365
　　　　　電子メール：info@cotree.jp
　　　　　検索：コトリー🔍検索

4.「合同会社パラゴン」の「職場復帰支援ノウハウ提供サービスプラン」

　当書を購入者が企業に対して当プランを導入してもらった上でのご利用になった場合には，その企業の利用料金を，通常価格から3万円割り引いて提供します。

付録　読者特典

メニューの仔細：http://pro-sangyoui.com/eap#trial
またはQRコード

問い合わせ先：http://pro-sangyoui.com/contact
またはQRコード
検索：|パラゴン　ストレス| |🔍検索|

5.「合同会社パラゴン」の「コーチング＆カウンセリングサービス〈ストレス耐性向上特化型〉」

　自己実現を通じて夢を適え続けたいと思われた読者に対して，一人ひとりの状況に応じた，オーダーメードスーツのようなパフォーマンス向上支援を提供いたします。

　それは辛さや厭さを感じるストレス源（ストレッサー）に立ち向かいなさいといった，単に心構えを説くだけのセミナーとは異なります。また，単なる「意識改革」と称し，前のめりの姿勢を意識させるような，"心構え"を解き，あたかも有用な手段を身に着けることができたと錯覚させる内容ではありません。

　学校や塾産業が子どもに，勉強する意識だけ付けさせただけで満足する保護者はいません。実際に，成績を上げるために，具体的な戦略，戦術，方法論，そして具体的な行動を再構築させなければなりません。ところが世間には"タスク"や"ワーク"に取り組ませることにて，"前向きさ"を気持ちに抱かせることが充実感に繋がると説く研修サービスがあります。これらは怪しげな理財商品斡旋業者のセミナーで用いられている心理学的手法の利用と違いはなく，一時的な気分の高揚感が得られるにすぎず，持続的なパフォーマンスの向上効果はありません。

サービスの主なる特徴は以下です。
1. ストレス耐性が，自然と備わるようなお手伝いをします。
2. 本来持てるパフォーマンスを持続的に発揮できるようになれます。

それは，生物や動物としての体力の強靭化と，ストレス源によって誘起される炎症促進作用に対しても耐えられるだけの体質の向上を獲得する内容を提供しているからです。

仔細：http://pro-sangyoui.com/coaching
　　　またはQRコード
　　　特典：初回利用料から1万円引き
　　　（120分以上からのみ適応，税，所定の交通費別）

問い合わせ先：http://pro-sangyoui.com/contact
　　　またはQRコード

6.「合同会社パラゴン」の「全人的医療サービス」

当書の読者が，自身の受けている多剤併用ぶりや睡眠衛生教育さえ提供されていない実際に疑問を持った場合，減薬目的や現治療の補完をお求めになる場合，コンサルティングの上，カウンセリング，睡眠衛生教育，食事療法，酵素療法，漢方薬，鍼灸・針灸，遠絡療法，経絡療法のうち適切だと思われる治療を提供します。なお適切な医療機関や医師を紹介する場合もあります。

仔細：http://pro-sangyoui.com/medical
　　　またはQRコード
　　　特典，問い合わせ先：5に同じ

第16章　不安障碍

　本書をご購入いただくと，休職・復職・セルフケアのための
各種ファイルがダウンロードできます。

　　　http://kongoshuppan.co.jp/dm/1520.html

　　　暗証番号　「kongo1」
　　　http://pro-sangyoui.com/side/kfguide

あとがき

　本書は，元々は世界的経営コンサルタント会社にて"コンサルタントのコンサルタント"として携わる中編成した「ストレス・マネジメント＆ヘルスケア体系」が基盤になっています。この体系の成果により，多くの組織における人財管理や労務・健康管理水準は飛躍的に向上しました。うつ病による休職者ゼロを達成した東証一部上場企業も出たほどでした。そこで医師向けの専門書と人事労務管理者に向けた専門誌で紹介したところ好評でした。
　一方，出身大学である産業医科大学からは，私は医者になってかれこれ20年になるのですが，その間，知るだけで5人もの後輩がが自死していました（一人は乳飲み子を遺して）。うち一人は，医学部時代，メンターをしていました。自死どころか，抑うつ性障碍とは無縁と感じるしかない方でした。一人は自死する一週間前に，私に電話をかけてきていました。あのとき，気が付いていたらと反省の日々を送っております。反省するだけではなく，自身を題材に，運動によるメンタルへの好影響を，特にスキーにて検証しています。食事とメンタルとの関連についてはお茶の水女子大学大学院赤松利恵教授一門と共同研究を実施してもらっており，国際誌に掲載されるような最新知見が得られ始めています（参考文献に挙げてあります）。また，メンタル不調者が学業や職場に無事に復帰するための支援のノウハウを世に広く紹介できるようになったら，同じような辛い気持ちで苦悩する方が出ることを防止できるのではないか?!　いや，それを為すべきだと考え，『職場のメンタルヘルス　メンタル不調者と支援者のための　休職・復職ガイドブック──復職後も元気に働き続けるため』にまとめ出版（2016年1月18日初版発行）しました。それを契約先や精神医療関係の専門書を扱っている出版社に献本し始めました。三社献本したところで効果はないなと諦めていました。5月に入

あとがき

り金剛出版の代表取締役立石正信様より，産業精神保健には多くの課題があるから，専門職や当事者・家族がわかりやすく読めるように，加筆修正をしてみては？との提案をもらい，大幅に加筆修正し，刊行の運びとなりました。多くの問題を解決する前に，まずは，「抑うつ性障碍による休職者が再発することを少なくしたい！」「新たな自死発生を防止したい！」と考えていらっしゃる方のために，科学的根拠という理論面だけではなく，現場で実際に効果を検証した効果的方法を，本書を通じて実際に提供できるようになったことは筆者の喜びとするところです。

最後に，キャリアコンサルティング事例を教えて下さった産業カウンセラーの田村隆氏，自らも罹災者ながら熊本の地で震災罹災者の心のケアに邁進されている精神保健福祉士福島弘達氏には発達障碍者支援方法を教えてもらいました。また，上之園洋一氏，杉澤賀津子氏にはわが国のキャリアコンサルティングの現状や仕組みを，渡部真理子氏には就労支援の実際を教えてもらいました。天笠崇医師，齊尾武郎医師，田中伸明医師には，精神科医療の実際と実態を教えてもらいました。宮木幸一医師からは，自らがリーダーを努める研究班による最新のメンタルヘルス研究結果と今後の展開を教えてもらいました。皆，私と同じように"一人でも自死が出なくて済む世の中の到来"に向けて邁進される方々ばかりで，弱気になる度に発奮させられております。この場を借りてお礼申しあげます。

2016年10月

全国労働衛生週間初日

櫻澤 博文

著者プロフィール

櫻澤 博文……さくらざわ ひろふみ

1996年　産業医科大学医学部卒業後，亀田総合病院にて臨床研修修了。
2001年　産業医科大学　卒後修練「産業保健研修コース」修了。
　　　　その後京都大学大学院に働きながら通学し社会健康医学修士号や医学博士号を取得。
2005年までに法科大学院に通学しながら世界的経営コンサルタント企業にて『コンサルタントのコンサルタント』として"ストレス・マネジメント"体系を錬成。
2007年　さくらざわ労働衛生コンサルタント設立。
　　　　企業や事業所にて労務・健康管理の質的向上方法として展開中。
2012年　オリンピック金メダリストの健康管理支援開始。
2013年　合同会社パラゴン設立。
2015年　東証一部企業のBtoB部門に対しコーチングスキルを踏まえての営業力向上支援開始。
2016年　「先見労務管理」誌に「これで安心！ストレスチェックの実施実務」連載。
　　　　現在に至る。

[保有資格]
- 医師免許（医籍第383534）
- 労働衛生コンサルタント〈労働安全衛生マネジメントシステム監査員，労働安全衛生マネジメントシステム（担当者）研修修了〉
- 日本産業衛生学認定専門医，同指導医
- 産業医科大学認定　メンタルヘルスエキスパート産業医
- 神奈川県スキー連盟認定スキー指導員

[役職]
- 神奈川県スキー指導員会会員
- Journal of Psychiatry reviewer
- Editorial Board Member of journal "Occupational Medicine and Health Affairs"
- 平成27年度労災疾病臨床研究事業「職場におけるメンタルヘルス不調者の事例性に着目した支援方策に関する研究」研究協力員
- 平成27年度労災疾病臨床研究事業「労働者の治療過程における，主治医と産業医等の連携強化の方策とその効果に関する調査研究」研究協力員
- The Science Advisory Board member
- Editorial board of "Journal of Obesity & Weight Management"

メンタル不調者のための
復職・セルフケアガイドブック

2016年11月10日　発行
2022年11月10日　3刷

著者 ──── 櫻澤博文
発行者 ─── 立石正信
発行所 ─── 株式会社 金剛出版
　　　　　〒112-0005 東京都文京区水道1-5-16
　　　　　電話 03-3815-6661　振替 00120-6-34848

本文イラスト◉ぎょうせいデジタル株式会社
装丁◉クリエイティブ・コンセプト
印刷・製本◉あづま堂印刷

©2016 Printed in Japan
ISBN978-4-7724-1520-0 C3011

キャリアコンサルティングに活かせる
働きやすい職場づくりのヒント

［監修］＝櫻澤博文

●B5版 ●並製 ●280頁 ●定価 **2,860**円

産業医やキャリアコンサルタント等の実務家が、
「働きやすい職場づくり」についてのノウハウを詰め込んだ
労働現場で役立つヒント集。

キャリア・カウンセリング
エッセンシャルズ400

［監修］＝日本キャリア・カウンセリング学会
［編］＝廣川 進　下村英雄　杉山 崇
　　　小玉一樹　松尾智晶　古田克利

●A5版 ●上製 ●456頁 ●定価 **6,050**円

日本初 キャリア・カウンセリングの総合辞典！
キャリアコンサルティングに
必要な分野のキーワードを網羅した403項目を掲載！

働く人のこころのケア・ガイドブック
会社を休むときのQ&A

［著］＝福田真也

●四六版 ●並製 ●272頁 ●定価 **2,860**円

産業医経験も豊富でリワークも手掛けるベテラン精神科医が、
働く患者さんから実際に寄せられる相談・質問に答えた
Q＆Aが182問！

価格は10％税込です。